真希望全家不生病

医路向前巍子 著

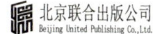

北京联合出版公司
Beijing United Publishing Co.,Ltd.

图书在版编目（CIP）数据

真希望全家不生病 / 医路向前巍子著. -- 北京：北京联合出版公司，2024.10.（2025.2重印）-- ISBN 978-7-5596-7966-6

Ⅰ．R161-49

中国国家版本馆 CIP 数据核字第 2024A29H93 号

真希望全家不生病

作　　者：医路向前巍子
出 品 人：赵红仕
责任编辑：徐　樟

北京联合出版公司出版
（北京市西城区德外大街83号楼9层　100088）
河北鹏润印刷有限公司印刷　新华书店经销
字数 200 千字　880mm×1230mm　1/32　印张 9.875
2024 年 10 月第 1 版　2025 年 2 月第 3 次印刷
ISBN 978-7-5596-7966-6
定价：68.00 元

版权所有，侵权必究
未经书面许可，不得以任何方式转载、复制、翻印本书部分或全部内容。
如发现图书质量问题，可联系调换。质量投诉电话：010-82069336

序

在急诊科工作的 10 年中，如果说有什么让我最痛心，就是有太多人因为缺乏健康常识、不懂急救技能而发生悲剧。

2008 年，我参加工作，正式成为一名临床医生。从医 16 年，在急诊科的见闻让我深知，很多时候，疾病是悄悄走近我们身边的，健康常识的匮乏有时比疾病本身更可怕！2017 年，在新媒体高速发展的时候，为了让更多人远离危险，我开始做健康科普，为大家介绍健康常识、疾病知识、急救技能，把这些与生活息息相关的健康知识讲出来。

几年来，我在急诊科治病救人，休息时教别人救人。账号"医路向前巍子"，通过图文、短视频和直播等方式，传播相关知识，获得了很多网友的支持和点赞。让我记忆犹新的是，2020 年，一位来自广西的母亲，专程坐火车来北京找"高巍"。这位母亲一进屋，就"咕咚"一声跪下了，说是一定要当面谢谢他。原来，她看过我在网上发布的海姆立克急救法科普，有一次，她的孩子在吃水果时不小心被卡住嗓子，她突然想起自己看过我发布的急救视频。她用我教的方法，救了孩子的命。

这样的例子数不胜数，每隔一段时间，就有网友私信我说，他们通过我科普给大家的急救方法，挽救了自己或家人的生命。

2017年成立的健康类自媒体账号"医路向前巍子"，时至今日，通过网络科普疾病知识、急救技能，收获关注人数超过4000万，点击量超过500亿次。另外，我利用休息时间去学校、社区、乡村，给不同人群科普急救技能、常见病预防、中医康复、安全用药、心理健康等知识，参与公益急救培训350余场，通过科普，现实中挽救超过500余条生命。

我是一名医生，救死扶伤是我的本职工作，通过自己的努力，让更多人收获健康更是我的心愿。这本书是我多年健康科普的精华集合，相比于教大家如何"治病"，我更想告诉大家如何"不生病"。它像一本"健康生活必备指南"，内容以衣、食、住、行为线索，聚焦大家日常生活中重要的、易忽略的、能救命的健康知识，帮助大家在日常中发现疾病的"端倪"。症状早发现，问题好解决。我希望通过一个个易学、易懂的知识点，大家自己也能解决生活中的一些健康问题，遇到不适时不把没有根据的"偏方"当作救命稻草，疾病突发时不再手足无措，就像我在视频里总说的那句话，"一个小知识，或许能救命"。

希望这本书能帮助更多人，让自己和家人收获健康，真希望全家不生病！

医路向前巍子

（高巍）

目 录

PART 1
衣——细节穿出好身体

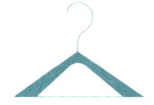

生活篇

如何给衣物去黄、去污渍 /002
如何消除常用物品的异味 /005
如何正确使用内衣内裤 /007
衣物过厚、过紧,这些情况危害健康 /010
夏天防蚊子叮咬的有效穿搭 /013

急救篇

紧急烫伤,先用凉水冲还是衣服盖 /017
癫痫发作,衣服比筷子更有用 /019

PART 2
食——避免百病从口入

> 饮食篇

吃蘑菇可防癌，但千万别野外采食 / 024

吃对蔬菜水果，有意想不到的益处 / 027

枸杞、木耳吃错也会中毒 / 030

季节限定果蔬也要限量吃 / 033

口腔溃疡发作怎么吃 / 037

尿酸高、尿毒症、泌尿结石怎么吃 / 040

逆转脂肪肝怎么吃 / 044

补钙怎么吃 / 046

长高怎么吃 / 051

护眼怎么吃 / 055

> 习惯篇

养好肠胃需要哪些好习惯 / 058

如何喝水、喝茶更健康 / 062

饮酒伤身，这样喝更要命 / 067

这些东西好吃，但别过度 / 073

> 急救篇

异物卡喉，分秒必争——不同人群的急救措施 /078

易忽略，但高发——几种常见异物卡喉原因 /086

PART 3
住——守护家庭健康港

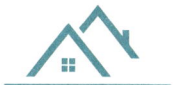

> 睡眠篇

如何睡觉、睡多久才健康 /094

如何缓解打呼噜 /098

如何应对失眠、快速入睡 /100

浑身酸痛、落枕、鼻子干，早上醒来多种不适怎么缓解 /102

家有长期卧床的老人，要重视三件事 /107

> 习惯篇

爱护牙齿，从正确刷牙开始 /111

保护五官，小习惯让你耳聪目明 /115

隐疾之痛：痔疮和便秘平时怎么缓解 /120

洗澡洗脚，做错也能要命 /123

脚气、嵌甲、鸡眼，脚上小毛病这样处理 /128

久坐不动，从上到下坐垮身体 /135

戒烟，保障家人的居住健康 /138

避免误食受伤，家里这些东西别乱放 /143

流感过后，如何居家消毒更彻底 /147

急救篇

触电处理：不同症状怎么办 /149

隐形夺命：一氧化碳（煤气）中毒怎么办 /153

外伤流血：不同伤势怎么办 /159

PART 4
行——安全出行每一步

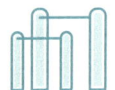

运动篇

错误健身，为身体带来负面影响 /166

健身运动前，要知道这些细节 /168

长跑减肥越跑越差，胖人别做这些运动 / 171

跑马拉松，赛前的准备很关键 / 174

运动后，肌肉酸痛、腿脚酸痛怎么办 / 176

运动扭伤脚，如何处理好得快 / 178

初次滑雪的注意事项 / 181

习惯篇

开车出行，这样带孩子更安全 / 183

静脉曲张对久坐久站人群的慢性伤害 / 186

急救篇

极端天气怎么办 / 188

中暑怎么办 / 191

冻伤怎么办 / 195

户外溺水怎么办 / 197

踩踏事件发生怎么办 / 200

被动物咬伤怎么办 / 202

被昆虫叮咬、蜇伤怎么办 / 206

在外突发胸痛怎么办 / 209

PART 5
疾病预警——早知道，早预防

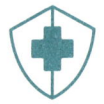

体检篇

男女体检，必要检查和无用项目 / 214

孩子体检，这两项检查不用跟风做 / 219

术前检查、复查、康复治疗，易忽略的重要治疗步骤 / 221

体检可发现的四种常见女性疾病 / 224

三个易忽视的细节，可能给孩子酿成大问题 / 228

危险高发篇

子宫，女性健康的守护神 / 234

阿尔茨海默病，越早发现越好 / 238

脑卒中，学会识别每个危险信号 / 242

胃胀痛，可能是胆囊出了问题 / 246

痛风，有效控制从生活细节做起 / 250

幽门螺杆菌，胃癌与它有关 / 253

肝癌，早期表现可看面色和眼睛 / 256

肠癌，注意区分痔疮和肠道肿瘤 / 258

猝死，发生前有哪些征兆 / 261

心脏不舒服，一定是心脏病吗 / 264

心肌梗死，会急救也要能预防 / 267

黄斑病变年轻化，初步自查的有效方法 / 271

艾滋病，把握关键 72 小时 / 274

呼吸道问题，从咳痰看身体状况 / 276

心理篇

阳光型抑郁症：隐秘的心理创伤 / 278

心理中暑：高温下的情绪障碍 / 281

自闭症：早识别、早关爱、不孤单 / 283

附 录

附录一　家中常备急救药品及使用 / 288

附录二　如何正确拨打急救电话 / 291

附录三　养生保健妙招缓解小病 / 294

作者介绍 / 301

PART 1

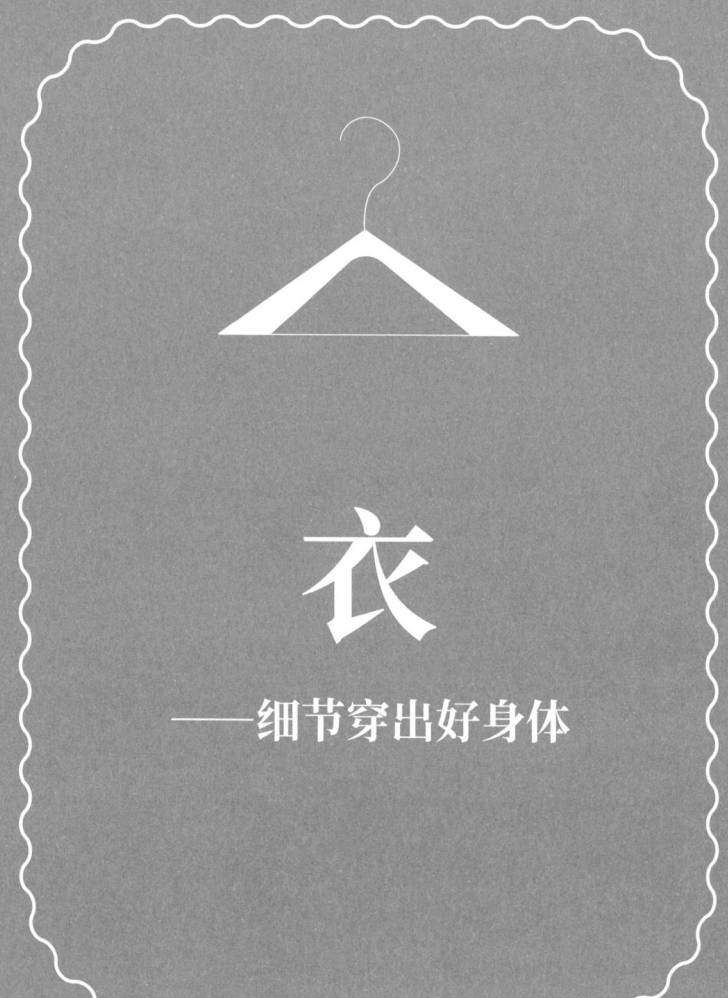

衣
——细节穿出好身体

生活篇

如何给衣物去黄、去污渍

生活中，我们经常不小心让衣物等织物蹭到污渍，很多妈妈回家时看到孩子的白衣服"变了样"都会头疼，尤其遇到颜色重、有油性物质的污渍，衣物更难清洗。其实，衣物遇到不同种类的污渍时，只要采取正确的清洁方法，还是可以缓解甚至完全去除的。以下是几种常见污渍的去除妙招。

油渍。对于刚染上新鲜油渍的衣物，可以及时使用厨房纸等具有吸油效果的纸巾轻轻按压，去除多余油脂。接着，在污渍处涂抹少量洗洁精或专用去油剂，用牙刷轻轻刷洗对应部位。然后，将衣物放入温水中浸泡 10 ~ 15 分钟，再用清水冲洗干净。如果油渍较为顽固或已经染上好几个小时了，可以重复上述步骤，再考虑使用洗衣机进行深度清洁。

水果汁。吃一些水分比较足的水果（比如西瓜、橙子）或喝果汁时，可能会让衣服溅上汁水。首先，将衣物反面朝外，用冷水冲洗污渍处，防止果汁渗入纤维深层。其次，在污渍上涂抹适量白醋或柠檬汁，这些酸性物质有助于中和果汁中的糖分和色素。

等待 5～10 分钟后，用清水冲洗干净，并使用洗衣液进行常规洗涤。

汽油、鞋油。对于汽油类的污渍，应尽快用纸巾吸去多余的油脂，避免其扩散。接着，在污渍处涂抹少量洗洁精或洗衣粉，并用牙刷轻轻刷洗。然后，将衣物放入温水中浸泡，轻轻搓洗污渍处，再用清水冲洗干净。如果染上鞋油类的污渍，可以先用刀片轻轻刮去表面油渍，再按照上述步骤进行处理。

血渍。身上擦伤、划伤或者女性生理期时，贴身衣物可能会沾上血渍。如果是刚刚染上的，应该立即用冷水或含盐冷水清洗，可以先用洗发水或肥皂水，再加洗衣皂或洗衣液搓洗。对于已经凝固多日的血渍，可以用柠檬汁加盐水进行浸泡搓洗，因为柠檬汁中的酸性物质有助于分解血迹。对于内衣上的顽固血迹，可以尝试用温水长时间浸泡，然后用肥皂或专用的内衣洗衣液搓洗，最后用清水冲洗干净。

衣物、床品发黄。衣领、床品等容易沾上汗液的织物，用久了可能会发黄。把脏的衣物放进盆中，加入温水和洗衣粉（或洗衣液）、洗洁精和少量白醋，浸泡 30 分钟，再进行针对性搓洗，就能去掉黄色污渍了。

如果织物上的污渍难以完全去除，可以使用专业的油污清洁剂或送到洗衣店进行深度清洁。

● 在处理这些污渍时，请注意以下事项

1. 尽量避免使用热水，这是一个误区，很多人以为用热水烫得更干净，实则热水可能使污渍更难去除。比如，热水会导致血液中的蛋白质凝固，使得血渍很难去除。

2. 对于某些特殊材质的衣物（如丝绸、羊毛等），请遵循其特定的清洁和保养指南。

3. 如果污渍面积较大或难以去除，还是要送去专业洗衣店或干洗店。

· 辟谣小知识 ·

男性的床单更容易发黄是因为不讲卫生

很多男性的床品及和床挨着的白墙会发黄，很多人觉得这是因为不爱干净，其实是误会。男性的雄性激素分泌导致其皮脂腺分泌更多的油脂成分，这些成分包含角鲨烯等不饱和脂肪，沾到床单、枕巾等床品时，在氧气的作用下会逐渐氧化发黄。

如何消除常用
物品的异味

出于季节、房间朝向、存储时间等原因，生活中很多家居用品会出现异味，我们可以采取针对性的处理方法来去除这些令人不愉快的气味，让自己和家人的生活环境空气更清新。

冰箱出现异味时，我们可以使用小苏打或活性炭来吸附异味。将适量的小苏打均匀地撒在冰箱内，等待数小时后用湿布擦拭干净。活性炭则可以装入小袋子后放置在冰箱中（市面上也有专门售卖的活性炭包），它能够有效地去除异味。此外，白醋也是一个好帮手，将白醋和水混合后喷洒在冰箱壁和密封条上，然后用湿布擦拭，可以中和异味并杀菌。

洗衣机出现异味时，要确保定期清洁洗衣机。可以使用柔软的抹布蘸取洗洁剂或醋来擦拭洗衣机内桶和细小部位。同时，每次洗好衣服后及时清理洗衣机内收集细碎绒毛的小袋子，避免细菌滋生，影响清洗效果。在清洗洗衣机时，可以加入适量的衣物消毒液来消毒和去除异味。

保温杯出现异味时，可以使用小苏打、牙膏、盐水等进行清洁。 往杯中倒入热水，加入小苏打或牙膏摇晃后放置几分钟，倒掉并清洗干净。盐水法则是将盐水倒入杯中摇晃后放置一会儿，然后倒掉用清水冲洗。

毛巾、床品等贴身织物出现异味时，除了平时保持定期清洗外，还可以采用高温消毒的方法。 即将毛巾、床品放入开水中煮沸，杀死细菌和病毒，减少异味。另外，将毛巾和床品放在通风良好的地方晾晒，阳光中的紫外线也能有效地去除异味。如果异味较重，清洗时还可以加入衣物消毒液、除味剂，或直接更换新的毛巾和床品。

对于鞋柜、衣柜等存放空间的异味，可以使用白醋、香皂、茶叶渣和咖啡渣等物品来去除。 将白醋喷洒在鞋柜内部或将香皂放入鞋柜中，可以去除臭味并增加香味。茶叶渣和咖啡渣晒干后则可以用纸巾或丝袜包裹后放入鞋柜或衣柜中，它们具有很强的吸附能力，能够去除异味。

通过采用以上针对性的处理方法，我们可以轻松去除不同物品上的异味，保持家居环境的健康和舒适。

如何正确使用
内衣内裤

内衣作为贴身衣物，很容易滋生细菌。长时间使用的内衣，尤其是没有彻底清洗和晾晒的内衣，更容易成为细菌的温床。这些细菌可能引起皮肤感染、过敏等健康问题。

很多时候，我们觉得只要没有坏，衣服就不需要扔掉、更换。为了节省，一件内衣甚至穿很多年。但内衣和其他外穿衣物不一样，内衣作为贴身衣物，其材质和卫生状况对人体健康有着直接的影响。长时间穿着同一件内衣可能会导致多种问题。

随着时间的推移，内衣的材质会逐渐老化，失去原有的弹性和透气性，甚至可能出现变形、破损等情况。这样的内衣不仅穿着舒适度差，还可能影响身体健康。因为内衣的尺寸和形状会随着穿着和清洗而发生变化。如果一件内衣已经失去了原有的形状和尺寸，穿着时可能会使人感到不适，甚至可能影响人的体态和姿势，那就失去了内衣原本的功效。

因此，为了保持身体健康和穿着舒适，建议定期更换内衣。根据个人情况和使用频率，一般建议每 3 ~ 6 个月更换一次内衣。如果内衣出现破损、变形或失去弹性等情况，应及时更换。

● **内裤多久换洗一次最合理**

其实，男女换洗内裤的频率并不是固定的，男女的情况也有所不同。一般来说，为了保持个人卫生和预防细菌滋生，建议每天换洗一次内裤。换洗内裤受到多种因素的影响，如个人习惯、当天活动强度、健康状况以及所处环境的湿度、温度等，可以参考以下几个具体维度。

个人卫生：勤换洗内裤有助于保持私密部位的清洁和卫生，减少细菌滋生的机会。男性和女性私密部位都会分泌汗液和其他体液，这些分泌物如果长时间留在内裤上，可能导致细菌滋生和异味产生。

活动强度：如果你当天进行了大量运动或体力活动，身体会产生比平时更多的汗液和分泌物，这可能需要你更频繁地换洗内裤。

健康状况：如果你有特定的皮肤问题或感染，如股癣或阴道炎，建议你更频繁地换洗内裤，以保持清洁并防止病情恶化。

材质和透气性：选择透气性好、吸湿性强、合身、舒适的内裤，如棉质内裤，有助于保持干爽和舒适，减少细菌滋生。

同时，也要注意内衣的及时清洗和晾晒（避免阴干），避免细菌滋生。

● 股癣反复要关注内衣裤的清洁

有一种容易引发误解的皮肤病——股癣。股癣通常出现在大腿根部和腹股沟周围，其边缘清晰，并伴有红斑和脱屑现象，而且这些症状常常会引起剧烈的瘙痒。实际上，股癣是一种由真菌感染引起的皮肤病，与脚气有着相似的发病原因。然而，由于股癣的发病部位较为敏感，许多人可能会误认为是性病，从而不敢提及，导致与家人产生矛盾，甚至在就医时感到尴尬。

为了避免股癣的反复发作，我们需要注意一些生活习惯。首先，避免久坐，以减少局部的潮湿和闷热。其次，内衣裤要及时清洗和消毒，以保持皮肤的清洁和干燥。

另外，我们该如何应对股癣呢？一旦被确诊为股癣，可以使用抗真菌药物，如联苯苄唑喷雾，坚持使用四周。当红斑消退后，还应继续使用一到两周，以确保潜在的真菌也被完全消灭，从而避免后期复发。如果皮损情况严重且反复发作，建议及时前往医院，在医生的指导下，考虑是否需要外用和口服药物共同治疗。

衣物过厚、过紧，这些情况危害健康

● **情况一：男性不要穿太紧的裤子**

为什么男性的睾丸（俗称"蛋蛋"）摸起来总是凉凉的？这其实是睾丸的一种自我保护机制。阴囊的皮肤松弛，表面有很多褶皱，它包裹着睾丸，并且上面分布着许多温度传感器。这些传感器通过阴囊的收缩和舒张来调节睾丸的局部温度。

你知道吗，睾丸最喜欢的温度比体温低 2℃ ~ 3℃，这样的温度也是最适合精子（我们俗称的"小蝌蚪"）存活和活跃的。因为精子是由睾丸产生的，所以保持适宜的温度对精子的活性至关重要。因此，很多医生都建议男性朋友们平时穿衣服时，裤子不要穿得太紧，选择宽松一些的，让局部保持较低的温度和干爽，这样对小蝌蚪的活性是有好处的。

● 情况二：孩子发烧降温不要用衣服捂汗

当孩子发烧并处于体温上升期时，比如体温从 37.5℃上升到 38℃，如果孩子的饮食和精神状态都还不错，我们通常不建议立即用药。在这种情况下，给孩子进行物理降温是一个较好的选择。可以让孩子洗个热水澡，或者使用温毛巾轻轻擦拭孩子的前胸、后背、腋下和大腿根部，以帮助散热。

此时，最忌讳的就是"捂汗"，避免给孩子穿过多的衣物，不要捂汗，因为这会阻碍体热的正常散发，导致体温再次升高，甚至可能引发高热惊厥。高热惊厥一旦发生过，就容易反复出现，所以这一点尤为重要。如果孩子经过物理降温后体温仍然上升，超过了 38.5℃，且精神状态明显不佳，经常嗜睡，食欲下降，不愿进食，那么这时建议给孩子服用一些退烧药，并密切观察孩子的反应。如果情况持续不见好转，应及时就医。

● 情况三：老年人保暖养生，小心越养越差

许多老年朋友都会遇到腰腿疼痛的问题，我们常称之为"老寒腿"，这种不适感在夏天时仍然存在。例如，常州有一位 69 岁的老人，他因为自己的腰腿问题而特别注重保暖养生。他甚至在三伏天这样的酷暑时节，也坚持穿着厚重的衣物，不开电扇和空调，睡觉时也要盖着厚厚的被子。然而，这种做法导

致他的体温异常升高，达到了40℃以上，从而引发了中暑。

中暑可能看起来并不严重，但实际上，即使是轻度中暑也可能导致头晕、恶心、腹泻、精神不振和食欲不振等症状。而重度中暑，如热射病和热衰竭，其致死率极高，因此我们必须给予足够的重视。在炎炎夏日，老年朋友们在注意保暖的同时，也一定要避免过度保暖导致的中暑风险。夏天如果穿得太厚，只会适得其反。

夏天防蚊子叮咬的有效穿搭

蚊子为何总是叮你？在夏天，蚊子的嗡嗡声常常让人不胜其烦。虽然有些朋友认为O型血更易吸引蚊子，但实际上，至今尚无确切证据表明蚊子具备分辨血型的能力。那么，蚊子为何偏爱某些人呢？这主要与以下几个因素相关。

1. 新陈代谢快、呼吸频率高、肺活量大以及生长发育迅速的人，如婴幼儿、孕妇和肥胖者，由于新陈代谢活跃，周围二氧化碳浓度较高，因此容易吸引蚊子。

2. 汗腺发达、体温高且容易出汗的人也容易成为蚊子的目标。

3. 穿着深色衣物的人也容易招蚊子。

4. 经常化妆的女性也可能因为化妆品中的硬脂酸而吸引蚊子。

5. 由于蚊子喜欢水，居住环境靠近水源的话，也会增加被蚊子侵扰的概率。

● 穿对衣服可以有效防蚊

那么，我们该如何正确有效地防蚊呢？一种方法是使用含有避蚊胺成分的驱蚊液，喷洒在身体上可以让蚊子远离我们。但需要注意的是，孕妇和 6 个月以下的孩子不适合使用这种方法。

实际上，最好的防蚊方法还是物理方法，如使用蚊帐、蚊拍等。外出时，可以选择合适材质（比如轻薄的棉麻）的浅色衣物，穿上长袖长裤，因为蚊子主要是通过寻找人体散发的二氧化碳、体热和汗味等来定位目标的。当你用衣服将身体捂得严实，特别是覆盖住平时暴露的皮肤，比如手臂、腿部等时，就可以减少蚊子接触你的机会，从而降低被叮咬的风险。不过，在极端炎热的天气下，捂得太严实可能会导致不透气、闷热，甚至引发皮肤问题。所以要选择轻薄透气的衣物来防蚊。

要注意的是，即使捂得严实，仍然有可能因为衣服缝隙或呼吸等吸引蚊子。因此，在夏季防蚊时，建议采取多种措施综合防护，包括使用驱蚊液、穿着长袖长裤、安装蚊帐、使用电蚊拍等。同时，尽量避免在蚊子活动频繁的时段和地点停留，以降低被叮咬的可能性。

● 被叮以后,简单两步缓解红肿瘙痒

夏天户外活动时,很容易遇到蚊虫叮咬,人体被蚊虫叮咬以后,可能出现皮肤局部红肿且瘙痒难耐的情况。如果是在山区、郊外农家乐等偏远处,考虑到离医院、诊所较远,购买药膏就不太方便,这里为大家分享两个简单有效的自我处理方法。

第一个方法:由于许多昆虫的口器中含有酸性物质,这是造成叮咬后皮肤红肿发痒的主要原因,所以此时,我们可以利用肥皂的碱性特质进行中和。只需将肥皂涂抹在叮咬部位,并尽量扩大涂抹面积,就可以有效缓解瘙痒感。

第二个方法:取一个凉的矿泉水瓶(或者冰块、冰袋),将其贴近被叮咬的皮肤。这样做可以收缩血管,防止炎症扩散,从而起到消肿的作用。

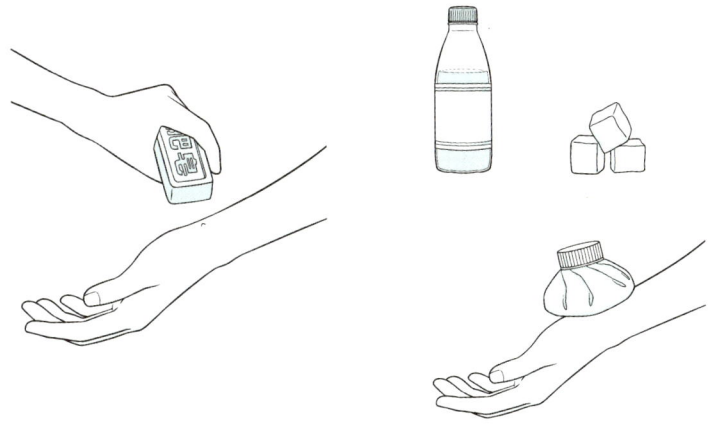

请记住，这两个方法——涂抹肥皂和用凉矿泉水瓶贴肤——能帮助您快速缓解蚊虫叮咬带来的不适。当然，如果在户外遇到这种情况，并且局部红肿或瘙痒症状在短时间内加剧，甚至伴随乏力、高烧等全身症状，请务必及时就医，以免延误治疗。

急救篇

紧急烫伤，先用凉水冲还是衣服盖

无论是成年人还是儿童，可能都会遇到或轻或重的烫伤，尤其是在厨房做饭的时候。烫伤后第一件事是干什么？涂牙膏还是抹药粉？伤口处的衣服怎么办？可以用衣服裹住伤口吗？要明确的是，烫伤后不要抹牙膏、大酱、蚝油、香油等任何"听说有效"的东西，也不要暴力脱掉伤口处的衣物或盖住伤口，这些都不是无菌的，甚至会直接增加创面感染的可能性，还会阻碍创面的散热。同时，如果被烫伤得比较严重，这些错误的应对措施会影响医生对患者创面的正确判断，增加清创难度。

● 烫伤的处理步骤

冲：用流动的冷水冲洗伤口，时间20~30分钟。冲洗时注意水流缓慢，最好让水流经过正常皮肤后再流到烫伤创面，

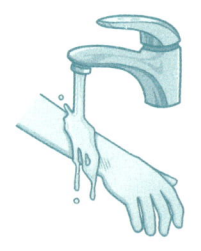 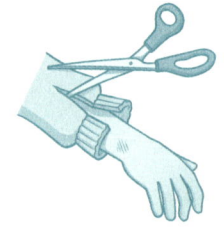 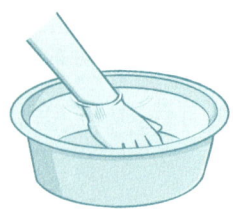

不宜直接冲洗烫伤创面。

脱：反复冲洗后，轻轻脱掉或剪掉烫伤处的衣服，不可暴力脱拽，防止创面皮肤被撕扯。

泡：如果是四肢处的烫伤，可将创面再次泡在冷水中降温，缓解疼痛，减少水疱的出现。

盖：用干净的毛巾或者毯子盖住烫伤创面。

送：根据伤情，自行去医院或拨打120求助。

● 烫伤注意事项

1.烫伤后，不可自行在创面处涂抹牙膏、香油、酱油、面粉、药粉等。

2.脱掉创面衣服时动作一定要轻柔，防止对皮肤的撕扯，避免二次损伤。

3.创面水疱不要自行挑破，创面残留皮肤不可自行撕掉。

癫痫发作，衣服比筷子更有用

关于癫痫发作的急救知识，希望大家能额外注意。因为在多年的医疗经验中，我发现甚至有些医生、护士在处理这类情况时也存在误解。

分享一个发生在我身上的故事。10多年前，我刚进入职场，有一次执行急救任务，患者竟然是我的一位同事姐姐。她因脑部肿瘤引发了癫痫，出现抽搐症状。我们迅速将她转移到医院，但在将她从担架转移到诊室床上的过程中，她再次癫痫发作，咬紧牙关。当时，我见到她四肢抽搐剧烈，担心她会咬伤舌头，于是当看到护士迅速取来开口器时，我毫不犹豫地伸手去撬开她的牙关，结果我的手被咬伤，皮下瘀血持续了很久。

事后我反思，我们当时的做法其实是不正确的。首先，我不应该直接用手去撬开患者的牙关，这样做并不能有效防止她咬伤舌头，反而可能对我自己造成伤害。其次，护士使用开口器的做法也有问题。

癫痫发作时，我们往往担心患者会咬伤舌头，有时会在患者的嘴里塞筷子等东西，甚至用手来撬牙，实际上这种担忧是多余的。癫痫发作时，人体肌肉会有自我保护机制，舌头会自动回缩，很少出现舌头被严重咬伤的情况。相反，如果我们盲目地去撬患者的牙关，反而可能会伤害到他们的牙齿，甚至导致牙齿松动、误吸等更严重的后果。

正确的急救方法应该是让患者在安全、安静的环境中抽搐，不要试图去按压他们的四肢或进行胸外按压。相比于撬牙，更有效的动作是在患者头下垫上衣物、枕头或其他软垫，防止他们因抽搐而受伤。同时，我们要做好抽搐时间和频次的记录，

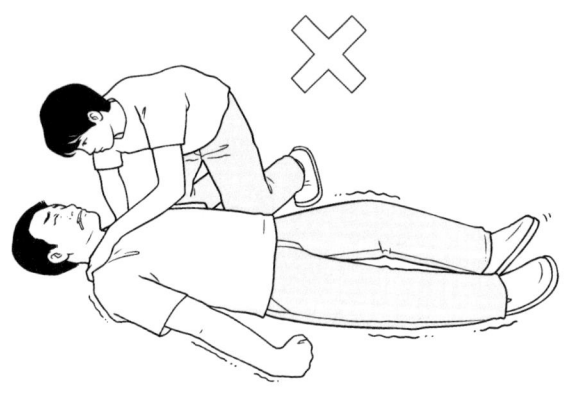

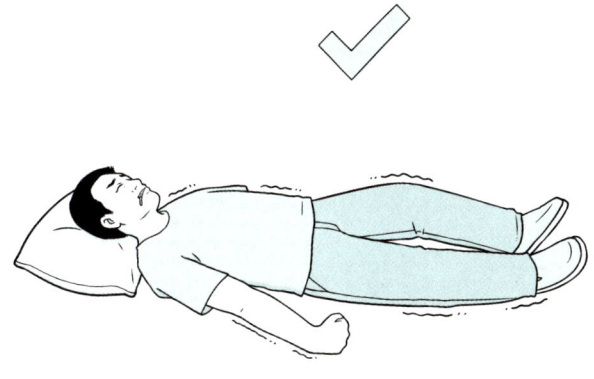

以便医生了解病情。抽搐过后,建议患者去医院做进一步检查,以排除其他可能的损伤。

请大家记住,当患者癫痫发作时,不要再盲目去撬他们的牙或按压四肢了。正确的急救方法是让患者在一个安全、安静的环境中抽搐,并用衣物保护好他们,然后及时就医。这样才能最大限度地减少患者的痛苦。

PART 2

食

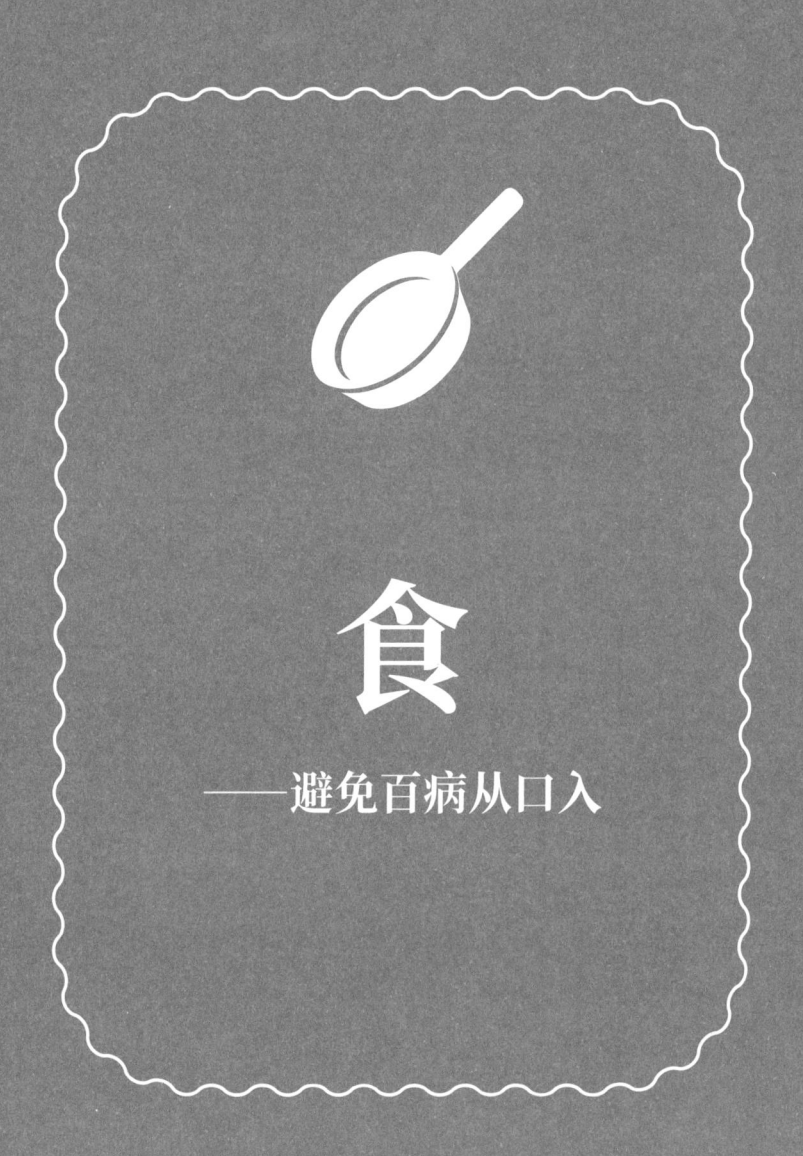

——避免百病从口入

饮食篇

吃蘑菇可防癌，
但千万别野外采食

在野外，一阵小雨过后，清晨，地上可能会长出很多蘑菇，但千万不要随便采食，因为野外的蘑菇种类繁多，其中不乏有毒品种。对于非专业人士来说，很难从外表来准确判断蘑菇是否有毒，因此误食有毒蘑菇的风险极高。

● 蘑菇中毒可能出现哪些症状

蘑菇中毒的症状多种多样，且严重程度不一。轻度中毒可能仅表现为恶心、呕吐、腹痛、腹泻等胃肠炎症状，这些症状一般会在短时间内出现，并在适当处理后得到缓解。然而，如果中毒严重，可能会出现更为复杂的症状。

首先会有精神神经症状，如流口水、大汗、流泪、瞳孔缩小、心率变慢、血压下降、呼吸困难、急性肺水肿等，这些症状可能会在短时间内出现,且对患者的生命安全构成威胁。还可能出现溶血症状,表现为贫血、眼球变黄、尿呈浓茶水样等。这些症状通常会在中毒后较长时间内出现,但同样需要引起足够的重视。

一旦发现自己或他人可能误食了有毒蘑菇,应立即采取应对措施。要立即停止食用,并尽快寻求医疗救助。如果条件允许,可以采取催吐或导泻等方法,帮助身体排出毒素。最后,要保留好食用过的蘑菇样品,以便医生进行准确的诊断和治疗。

● 多吃蘑菇可以降低患癌的风险,是真的吗

有一种观点:蘑菇摄入越多,患癌风险越低。这一说法确实是一项有科学依据的研究成果。

美国的科学家在《营养学进展》上发表了一项研究,该研究系统地评估并分析了从 1966 年到 2020 年发表的 17 项癌症研究结果。研究人员深入分析了超过 19500 名癌症患者的数据,以探索蘑菇摄入与患癌风险之间的关系。研究结果表明,每天食用 18 克蘑菇的人,其患癌风险相比不吃蘑菇的人降低了 45%。此外,当对特定癌症进行细致检查时,研究人员还发现经常吃蘑菇的人患乳腺癌的风险明显较低,这进一步强调了蘑菇与乳腺癌之间的显著相关性。

从这项研究中,我们可以看到蘑菇在降低患癌风险方面确

实具有一定的潜力。然而，要明确蘑菇是否具有明确的抗癌作用，还需要更多的相关实验和研究来验证。毕竟，癌症的形成是一个复杂的过程，涉及多种因素，单纯依赖某一种食物来预防癌症是不可取的。

不过，我们也不能忽视蘑菇本身的营养价值。蘑菇不仅美味可口，而且富含维生素、营养素和抗氧化剂，对我们的身体有多种益处。特别是，蘑菇还是麦角硫因的膳食来源，麦角硫因是一种独特而有效的抗氧化剂和细胞保护剂。

在此，还是要再提醒大家，虽然蘑菇有很多好处，但千万不要盲目自行采集野外的蘑菇，特别是那些颜色鲜艳的蘑菇，因为它们可能含有有毒物质。每年都有很多人因为误食毒蘑菇而中毒。如果想品尝蘑菇的美味，最好还是去超市或商场购买，以确保安全。

吃对蔬菜水果，
有意想不到的益处

● 吃这两种蔬菜对防晒有帮助

我们通常使用遮阳伞和防晒霜来抵御紫外线的伤害，其实有两种蔬菜也具有出色的防晒效果。这两种蔬菜就是西红柿和胡萝卜。西红柿含有丰富的番茄红素，每天摄入16毫克的番茄红素可以降低40%的晒伤风险。而胡萝卜中所含的β-胡萝卜素，能减轻阳光中紫外线带来的伤害，有助于缓解皮肤衰老。因此，多吃西红柿和胡萝卜对我们的皮肤健康非常有益。

除了日常炒菜做饭可以摄入，我们也可以将西红柿和胡萝卜一起放入榨汁机中，时不时榨一杯新鲜的蔬菜汁来喝。但请注意，虽然这种蔬菜汁有益健康，但不建议过量饮用，因为过多的摄入可能会影响血糖水平，血糖高或不稳定的人不建议饮用。适量饮用，享受它们带来的健康益处吧。

● 吃辣椒有好处

大家喜欢吃辣椒吗？辣椒不仅美味，还对健康有很多益处。

辣椒中含有辣椒素，这种成分被多项研究证明可以降低患肠道肿瘤的风险。此外，据统计，经常吃辣椒的人相比不吃辣椒的人，心脑血管疾病的发病率低了14%。而且，吃辣椒还会让人感到特别愉快，因为它能刺激大脑释放内啡肽等神经递质，给人带来愉悦感。

很多人误以为吃辣椒会导致脸上起痘，实际上，辣椒并不应该为此"背锅"。吃火锅后，我们脸上起痘并不是辣椒的错。火锅中往往含有很多油脂，这些高油高脂的食物才是导致脸上起痘的真正原因。如果吃完火锅后再喝一杯高糖饮料，如可乐或果汁，高糖摄入更是直接提高了起痘的风险。

所以，如果喜欢吃辣椒，不妨多吃点。对于不喜欢吃辣椒的朋友，也可以尝试从微辣开始，慢慢品尝辣椒的美味。

● 餐桌上的七种冠军蔬菜

第一种，油菜，钙的含量很高。

第二种，茼蒿，铁的含量很高。

第三种，芹菜，维生素 B 的含量很高。

第四种，菠菜，富含叶酸。

第五种,红薯,富含膳食纤维。

第六种,莲藕,蛋白质含量很高。

第七种,西蓝花,富含胡萝卜素。

枸杞、木耳吃错
也会中毒

● 枸杞、西柚别乱吃，跟这些药同服会中毒

很多人习惯用枸杞泡水喝，枸杞虽好，但在某些情况下却能变成"毒药"，甚至危及我们的生命。根据《中国心血管健康与疾病报告 2019》，我国心血管病患者已达 3.3 亿。最近，权威医学期刊发布了一份病理报告，警示在服用某些心血管药物期间饮用枸杞茶可能引发中毒反应。

《欧洲心脏杂志》上一份病例报告指出，一名 75 岁的女性在服用抗心律不齐药物氟卡尼和抗凝药华法林预防血栓和脑梗期间，因饮用枸杞茶导致中毒。她每天饮用一到两杯枸杞茶后，出现头晕、恶心、疲惫等症状，最终昏厥进了医院。诊断结果显示为氟卡尼中毒，同时华法林过量导致 INR（International Normalized Ratio，国际标准化比值）增高。枸杞能抑制代谢华

法林和氟卡尼的酶，因此可能导致中毒。研究还表明，大剂量（超过 12 克）服用枸杞会显著增强华法林的抗凝作用，可能引发出血等严重情况。因此，短时间内不建议将枸杞茶与心血管药物同服。

另外，西柚与降压、降脂药物同服也可能危及生命。西柚中的活性成分会提高他汀类药物在血液中的浓度，可能导致药物浓度过高、药效过强，引发严重问题。因此，在服用这些药物时，也应避免食用西柚。

● 木耳吃错会中毒

急诊科中偶尔会遇到食用木耳导致中毒的病例。一位阿姨因食用泡了两天的木耳而住进 ICU，险些出现生命危险。这次中毒的真凶是木耳中产生的米酵菌酸，这是一种毒性极强的物质，即使经过 100℃的沸水煮或高压锅蒸煮，也无法破坏其毒性。米酵菌酸对人体的肝、肾、心、脑等重要脏器均能造成严重的危害，且目前尚无特效解毒药物，中毒后的死亡率高达 40%。

木耳本身是无毒的，但长时间泡制会导致米酵菌酸的产生。米酵菌酸常见于谷类发酵制品或变质的银耳、木耳和薯类食品中。这些食品在长时间发酵或浸泡过程中，如果储存不当或时间过长，有可能被环境中的椰毒假单胞菌污染，进而产生米酵菌酸。

在此提醒大家,木耳和银耳的泡制时间不宜过长,2~3个小时即可,不要超过4个小时。如果木耳泡制时间过长,千万不要因为节省而食用,以免发生中毒事件。通过注意泡制时间和避免长时间储存,我们可以有效防止因食用木耳而导致的中毒事件发生。

季节限定果蔬
也要限量吃

● **食用香椿的注意事项**

香椿美味可口，是春天的"限定美食"，但我们在享受美食的同时也要记住吃香椿要焯水、选嫩芽、控制量，这样才能更安全地享受这道美食。

每年春天，有关香椿的危害性在医生内部都要引起一些讨论。有报道称，重庆一位75岁的老先生在吃了香椿炒鸡蛋后出现发抖、发冷、呕吐、腹泻、精神不佳等症状，最终被诊断为食物中毒，并伴有肝脏、肾脏等多功能脏器衰竭，住进了ICU。医生怀疑这些症状是其食用香椿炒鸡蛋引起的。老先生前一天晚上吃了大约半斤的香椿炒鸡蛋，觉得特别好吃，第二天又吃了一些，随后就出现了这些症状。

香椿芽确实营养丰富，但同时也容易吸收和聚集土壤中的硝酸盐。这些硝酸盐转化为亚硝酸盐后，与人体血红蛋白结合，可能引发高铁血红蛋白症，严重时甚至危及生命。因此，如果过量或长时间食用香椿，就有可能导致亚硝酸盐中毒。当然，上述病例也不能完全排除过敏或患者自身基础病的影响。但无论如何，我们都需要对香椿的食用保持警惕。

在食用香椿前，我们应该注意以下几点：首先，要进行焯水处理，研究表明焯烫 1 分钟可以去除大部分亚硝酸盐；其次，最好选择香椿嫩芽，因为不同时期的香椿所含的亚硝酸盐量是不同的，嫩芽期相对较低；最后，要控制食用量，不要一次性吃太多，也不要频繁食用，以免毒素积累对身体造成危害。

● 夏季吃荔枝有隐患——荔枝病

荔枝很好吃，但它却与一种被称为"荔枝病"的病症有关，这种病会导致低血糖，在严重情况下可能导致死亡。值得注意的是，荔枝病的发生有几个前提条件：第一，它常见于儿童和有基础病的患者（特别是糖尿病患者）；第二，空腹食用；第三，大量食用。因此，儿童和有基础病的患者不宜在空腹的情况下大量食用荔枝，防止荔枝病出现，引发低血糖，甚至危及生命。

现实生活中确实有因荔枝病而被送入急诊室的案例。我们要明确的是，高血糖在短时间内通常不会致命，但低血糖却能在短时间内造成生命威胁。作为急诊科大夫,我们在处理120急救任务时,常常会遇到低血糖的患者,他们的血糖水平极低,如一点几或二点几,这时我们需要立即给予高糖治疗,以防止多功能脏器衰竭的发生。

再次提醒所有的朋友,当出现低血糖症状时,不要盲目给患者喂块状糖,以防患者窒息,可以选择糖水,也可以选择可乐、果汁等高糖饮料,从而最大程度地避免危险。

● 秋天不要空腹吃柿子

错误吃柿子可能导致严重的健康问题,甚至需要切除肠子。我接诊过这样一位40多岁的女性患者,她主诉腹痛、腹胀,连续两天无法排便和排气。经过初步诊断,我们怀疑是肠梗阻,即肠道不明原因地出现堵塞,导致大便无法排出。由于病情严重,她需要立即住院并寻找病因,可能需要进行手术治疗。

在住院期间,患者的症状逐渐加重。最终,手术揭示了问题的根源——一个像石头一样硬邦邦的柿石梗阻在肠道中。这就是吃柿子不当所导致的后果。但请注意,并非所有吃柿子的人都会得这个病。许多外科医生,包括我自己,通常不吃柿子或黑枣,这是因为空腹过量食用这些水果时,它们与胃酸结合可能形成鞣酸,进而形成柿石。这些柿石可能逐渐增大,最终堵塞在胃或肠道中,引发肠梗阻。

因此，这个案例提醒我们，吃柿子时要特别注意方式。**不要空腹吃柿子，更不要空腹大量食用柿子或黑枣。喜欢吃柿子的朋友可以在饭后适量食用 1～2 个。**同时，如果出现腹痛、腹胀、无法排便或排气等症状，要警惕是否是肠梗阻的征兆，并立即前往医院就诊。在就诊期间，建议不要进食或饮水，以免加重病情。

口腔溃疡发作怎么吃

得了口腔溃疡怎么办？尤其是在干燥的冬季，很多人都容易遭受口腔溃疡的困扰。对于小朋友，家长们可能担心药物的副作用而不想给他们用药。这里为大家介绍一个简单而有效的方法。

这个方法就是使用蒙脱石散。蒙脱石散通常用于治疗拉肚子，将其调成糊状后，涂抹在口腔溃疡面上，可以帮助溃疡快速愈合。原理是蒙脱石散能在溃疡面上形成一层保护膜，防止食物，尤其是刺激性食物与溃疡再次接触，从而减少刺激，促进愈合，同时蒙脱石散具有止痛效果。

有些人会反复发作口腔溃疡，不分季节，他们比其他人更容易得口腔溃疡。这可能与多种习惯有关，如抽烟、喝酒、辛辣食物摄入过多、微量元素缺乏以及精神紧张等。口腔溃疡一旦患上，很容易反复发作。如果口腔溃疡久治不愈，一定要及时就医，以免引发或者掩盖更严重的疾病。

口腔溃疡发生以后，一定要注意饮食的调整，避免食用辛辣刺激的食物，多吃水果和蔬菜，这有助于口腔溃疡的恢复。

口腔溃疡不能吃的食物		
食物类别	食物列举	可能造成的不良后果
油炸食物	油条、炸鸡、薯条等	难以消化，还可能刺激口腔黏膜，加重溃疡
刺激性食物	辣椒、胡椒、花椒等调味品，以及葱、姜、蒜等辛辣食材	可能刺激溃疡面，引起疼痛或加重炎症
粗糙坚硬食物	坚果、排骨、爆米花等	这些食物可能摩擦溃疡面，导致疼痛或出血
含酒精饮品	各种酒类及含酒精饮品（比如鸡尾酒饮料）	酒精刺激性强，可能加重口腔溃疡面的充血、水肿和疼痛，也可能延缓溃疡愈合，甚至引起感染，影响恢复

口腔溃疡应多吃的食物		
食物类别	食物列举	带来的益处
富含维生素的食物	苹果、雪梨、猕猴桃等水果；白菜、菠菜等蔬菜	有助于增强免疫力，促进溃疡的愈合
清淡易消化的食物	小米粥、鸡蛋羹等	这些食物不会对口腔黏膜造成刺激，有助于减轻溃疡引起的疼痛
清热去火的食物	枇杷、苦瓜、西瓜、菊花茶、绿茶等	有助于降低体内的热气，对口腔溃疡的恢复有益

尿酸高、尿毒症、泌尿结石怎么吃

许多人认为痛风、尿毒症是老年人才会得的疾病,与年轻人无关。然而,根据流行病学调查,我国成年人慢性肾病的患病率高达 10.8%,其中慢性肾衰患者总数估计达 100 万,而 10 至 30 岁的尿毒症患者占总数的 40%。为什么尿毒症患者越来越年轻化呢?这与不良的生活习惯密切相关,如憋尿、熬夜、吸烟和过量饮酒。

并非所有慢性肾脏疾病都会发展为尿毒症,然而,有些因素会诱发其出现。这些诱发因素包括:肾病、肥胖、高血压、高血脂、糖尿病、高尿酸以及不当用药等。此外,泌尿系统的感染也是导致肾功能受损的重要原因。

肾脏疾病常常没有明显的早期症状,因此很难被患者察觉。当不适症状出现时,病情可能已经非常严重。因此,平时我们应该更加关注肾脏的保护。

● 尿酸高要注意饮食习惯

当面临尿酸高和痛风问题时,我们需要特别关注饮食习惯。

要尽量避免的食物主要有三类。第一类是富含嘌呤的食物,比如动物内脏(如肝、肾、脑等)、海鲜(特别是贝类、海鱼、鱼卵、虾蟹、紫菜等)以及肉类汤品,这些食物都会让尿酸水平升高。第二类是酒类,包括啤酒、黄酒和高度白酒等,它们都会提高痛风的风险,其中啤酒的影响最为严重。第三类是含糖饮料和甜点,这些食品中的糖分会促使尿酸生成,增加痛风发作的可能性。

然而,也有一些食物是我们可以适量多吃的。首先是蔬菜和水果,它们富含维生素和矿物质,可以帮助降低尿酸水平,特别是根茎类蔬菜,如莲藕、茭白、芋头、土豆等。其次是咖啡,适量饮用咖啡(每天约250毫升)已被研究发现可以降低痛风的风险。再次是奶制品,经常食用奶制品的人相比不吃的人,痛风发病率降低了44%,但建议选择低脂奶制品。另外,维生素C也是有益的元素,每天口服500毫克维生素C对预防痛风有一定效果。

最后,多喝水是非常重要的。对于痛风患者来说,每天保证足够的饮水量(超过2000毫升)可以稀释尿液中的尿酸,降低患尿酸性肾结石的风险。

● 尿毒症少吃四类食物

以下四类食物被认为是尿毒症的"加速器",应尽量少吃。

1. 高盐食物:虽然正常摄入盐分对身体有益,但饮食过咸会增加肾脏的负担,因为盐会锁住体内的水分,导致水分排出不畅,加重肾脏负担。

2. 粗蛋白食物:对于肾脏有问题的朋友,特别是老年人,建议摄入精蛋白食物,如瘦肉、鸡蛋清等,而减少粗蛋白食物的摄入,如豆腐、花生米等。因为粗蛋白的杂质较多,不利于代谢。

3. 杨桃:杨桃中含有神经毒素,肾功能差或已有肾病的朋友,特别是老年人,大量摄入杨桃可能导致严重后果。

4. 高嘌呤食物:高嘌呤食物容易导致尿酸升高,过量的尿酸一旦沉积在肾脏,就可能引起肾脏损害。

● 泌尿结石在冬季更高发

急诊科在冬季常见一种高发病,就是泌尿系结石(泌尿结石)。泌尿结石的疼痛程度相当严重,有时甚至比生孩子还要疼。当肾上的结石掉入输尿管并卡在狭窄处时,会引起痉挛,导致剧烈的疼痛,这种疼痛可能伴随着腰痛、腹痛、下腹坠痛、恶心、呕吐以及大便难以排出等症状。此外,小便颜色发深也可能是结石的一个迹象。

冬季是泌尿结石的高发期,这主要是因为冬季天气干燥,人们容易缺水,导致尿液浓缩,增加了结石形成的风险。此外,一些食物中的成分,如芹菜和菠菜中的草酸,也是形成尿道结石的主要因素之一。因此,在冬季,建议大家多喝水,以稀释尿液,降低结石形成的风险。同时,食用芹菜和菠菜时,最好先进行焯水处理,以减少草酸的摄入。

需要注意的是,泌尿结石的治疗方法包括药物治疗和手术治疗。对于较小的结石,可以通过药物治疗促进结石的排出。而对于较大的结石,可能需要采用手术治疗,如体外冲击波碎石、经尿道膀胱镜取石或碎石等。因此,一旦出现泌尿结石的症状,应及时就医,接受专业医生的诊断和治疗。

逆转脂肪肝怎么吃

脂肪肝，这一日益普遍的肝脏疾病，其实是可以逆转的。不论脂肪肝的程度如何，无论是年轻人还是老人，只要及时发现并采取合理的措施，即使是重度脂肪肝也有望得到改善。脂肪肝并非仅困扰肥胖人群，瘦弱者亦可能受其影响。脂肪肝若不及时控制，可能演变为肝硬化甚至肝癌，因此早期干预至关重要。

如何逆转脂肪肝呢？以下是 8 项实用建议。

1. 控制体重：超重或肥胖人群应积极减肥，通过合理饮食和适量运动，减轻体重，有助于减少肝脏脂肪堆积。

2. 戒酒：对于喜爱饮酒的朋友，无论是患有酒精肝还是脂肪肝，都应坚决戒酒，以减少酒精对肝脏的损害。

3. 补充多种维生素：尤其是 B 族维生素、维生素 C 和叶酸等，其有助于维持肝脏的正常功能。

4.合理膳食：不要盲目吃素，应确保饮食均衡，荤素搭配。适量补充优质蛋白，如瘦肉、鸡蛋清等，有助于清除肝脏内的脂肪，促进肝细胞修复。

5.多吃杂粮：如荞麦、玉米、红豆、绿豆、黑豆、糙米等，这些食物富含矿物质和维生素，既能增强饱腹感，又对血糖影响较小。

6.不盲目限制脂肪摄入：适当摄入脂肪酸有助于肝脏内脂肪的排出，从而有利于脂肪肝的逆转。

7.戒掉零食：如鸭货、奶茶、蛋糕等高热量、高脂肪食品，应尽量避免或减少摄入。

8.加强运动：每周进行五次中等强度的有氧运动，如慢跑、快走、游泳等，每次锻炼时间不少于30分钟，累计每周锻炼时间应大于150分钟。通过运动，可以加速脂肪消耗，减轻肝脏负担。

通过合理的饮食调整、戒酒、补充营养素和加强运动等措施，我们可以有效逆转脂肪肝，保护肝脏健康。请务必坚持以上建议，让肝脏重获新生！

补钙怎么吃

● 牛奶哪些人要少喝及不喝怎么补钙

有句话大家都耳熟能详:"每天一杯奶,强壮中国人。"牛奶作为性价比较高的天然钙源和优质蛋白质的来源,确实为我们的健康加分。然而,很多人喝完牛奶后会出现腹胀、肠鸣甚至拉肚子的症状,这主要是因为这些人体内乳糖酶分泌不足,导致乳糖不耐受。

喝牛奶还可能引起长痘的问题。这是因为牛奶中含有胰岛素样生长因子1(IGF-1),它具有炎性作用,可能导致皮肤油脂分泌增多,从而增加长痘的风险。如果出现长痘的情况,不必过于担心,使用相应的药膏进行治疗即可,如甲硝唑凝胶、阿达帕林凝胶和15%的壬二酸凝胶等皮肤科常用药物。

乳糖不耐受和容易长痘的人不适合直接饮用牛奶,可以选择豆制品作为替代品，如豆腐、腐竹、豆浆等。同时，多吃蔬菜，紫菜、海带等海产品也是很好的选择。此外，多晒太阳有助于钙的吸收，这也是保持健康的重要一环。

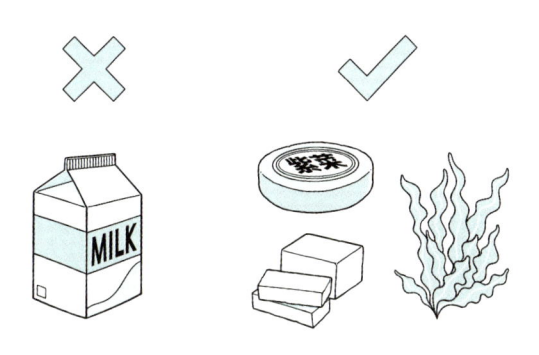

1岁以内的宝宝，不要喝牛奶，不好消化又容易过敏。不要在宝宝早于4个月或者晚于8个月时添加辅食，辅食不需要额外加糖、加盐，否则会使孩子肾脏负荷加重。果汁也不建议喝。除了牛奶，1岁以内的宝宝也不建议喝蜂蜜水。

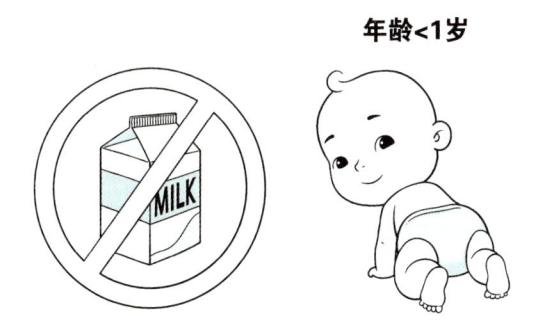

● 喝豆浆补钙，但两种豆浆不能喝

豆浆是一种营养丰富的常见饮品，但在饮用时我们必须注意避免喝生豆浆或未煮熟的豆浆。未煮熟的豆浆中含有皂苷这种物质，长期大量摄入会对健康造成严重影响，甚至可能导致失明或致命。

首先，生豆浆是不能喝的，这相对好避免。另一种情况很容易被忽略——未煮熟的豆浆。在煮豆浆时，很多人会误以为豆浆第一次沸腾时就已经完全煮熟了，但实际上这只是一个假沸现象。此时，豆浆中的皂苷等物质还未完全被破坏，饮用后可能会对健康产生不利影响。为了确保豆浆完全煮熟，我们可以在第一次煮沸后，将火调小，再持续煮 5 分钟左右。这样做可以有效地破坏豆浆中的皂苷和其他可能存在的有害物质，保证我们饮用的豆浆是安全、健康的。

在享受豆浆带来的美味和营养时，请务必注意以上提到的注意事项，确保自己和家人的健康。

● 钙片怎么吃、怎么选

如今，钙片已成为许多人补充钙质的首选。钙片作为一种方便、快捷的补钙食品，受到广泛欢迎。无论是中老年人为预防骨骼问题，还是年轻人为了保持健康体魄，都纷纷选择钙片作为日常补充钙质的途径。在吃钙片时，大家也要注意钙片的选择和使用方式，如此才能让钙片最大限度地发挥补钙效果。

钙片是不是越贵越好？钙片的价格与效果是否成正比？这并不绝对。我们应该选择适合自己身体需求的钙片，而不是盲目地追求高价。在没有特殊需求的情况下，购买带有OTC标志或国药准字的钙片即可。

钙片是饭前吃还是饭后吃吸收更好，取决于钙片的类型。钙分为有机钙和无机钙。无机钙的主要成分是碳酸钙，这种钙片最好与饭一起服用或饭后立即服用，因为碳酸钙需要与胃酸结合才能促进吸收。有机钙，如乳酸钙、醋酸钙、葡萄糖酸钙等，则与胃酸的参与关系不大，最佳服用时间是在睡前，这样有助于更好地吸收。

另外，对于50岁后的绝经女性，补钙前建议先检查激素水平，因为激素变化可能是导致缺钙的原因之一。而对于孩子来说，补钙的方法其实很简单。天气好时，可以让孩子适当地晒晒太阳（避免暴晒），同时保证奶、蛋、肉等食物的摄入，并进行合适的运动。这些都是补钙的好方法。要提醒大家，肉汤并不补钙，反而含有大量的脂肪。很多肉汤之所以看起来是白色的，就是因为其中含有大量脂肪。不要误以为喝肉汤可以补钙，这反而可能会增加嘌呤的摄入。相比之下，直接吃肉是更好的补钙方式。

● 骨折后吃什么补钙

骨折之后如何补钙以促进骨头愈合，是许多人关心的问题。传统的骨头汤被认为具有滋补作用，但它在补钙方面效果并不明显，这也是很多人的误区所在。因为骨头汤含有的钙并不多，主要是脂肪和嘌呤，过多摄入对身体并无益处。

鸡蛋、牛奶这类富含优质蛋白质的食物，对于骨折愈合是非常有帮助的。在骨折恢复期间，我们应该尽量避免吸烟、饮酒和摄入高糖饮料，因为这些不良习惯可能会影响骨头愈合的效果。

在骨头恢复的过程中，我们需要特别注意许多生活细节。比如，保持良好的生活习惯、合理饮食、适量运动等都是非常重要的。同时，出现任何并发症，都应该及时就医处理，避免病情加重。希望大家能科学合理地补充营养，促进骨折愈合。

长高怎么吃

如今，许多家长都非常关心孩子的身高发育，尤其担心孩子可能长不高。有时家长会好奇为什么家中的男孩在同班女孩面前显得个子较矮。事实上，女孩子确实在身体发育上早于男孩子。对于男孩而言，他们长身高的关键时期通常在 12～15 周岁，这段时间内孩子的身高增长会非常迅速，平均每年可增长 8～10 厘米，甚至更多。

对于孩子的健康成长，有以下几点重要的建议。

1. 吃。孩子的饮食需要特别注意。孩子每天要补充优质蛋白质和脂肪，建议孩子每天食用一个鸡蛋，适量饮用牛奶以补充钙质。同时，要尽量避免过甜和过油腻的油炸食物，特别是路边那些不健康的小吃。

2. 睡。孩子的睡眠同样关键。因为生长激素主要由下丘脑分泌，而下丘脑的主要工作时间是在深睡眠阶段。为了保证孩子有足够的睡眠时间，建议每天晚上 10 点左右就让孩子入睡，同时建议中午可以安排 20 分钟左右的午休。

3.动。运动也是孩子成长中不可或缺的部分。可以鼓励孩子多参与跳绳、投篮、跳跃等运动，这些都有助于孩子的身体发育。

4.心。最后同样重要的是关注孩子的身心健康。让孩子保持愉快的心情，这对他们的健康成长有着至关重要的作用。家长可以通过一些亲子活动，如外出旅游、爬山等，与孩子共度美好时光，增进亲子关系，同时也让孩子在轻松愉快的氛围中健康成长。

· 辟谣小知识 ·

"增高针"能帮助长高

有报道说：有家长花费高达 48 万元为孩子注射所谓的"增高针"，结果孩子 1 年仅长高了 1 厘米。现在，不少家长因为担心孩子身高问题，便急于给孩子注射所谓的"增高针"，希望通过这种方式让孩子长高。

这些所谓的"增高针"，实际上是儿童生长激素。然而，这种激素主要是用于治疗生长激素缺乏症和特发性矮小身材的,并非所有孩子都可以随意使用。对于身材矮小的儿童,必须经过一系列的检查和评估后,才能决定是否适合注射。家长应该避免盲目听信一些所谓的"增高针"效果,以免给孩子带来不必要的身体损害。要科学育儿,遵循孩子的自然生长规律,不要盲目追求高个儿。

● **长个儿美食:罗宋汤**

罗宋汤是一款既美味又营养的汤品,特别适合孩子食用。这款汤由胡萝卜、土豆、西红柿、洋葱和牛肉等熬制而成,每一样食材都富含孩子成长所需的营养。多喝罗宋汤不仅能增强

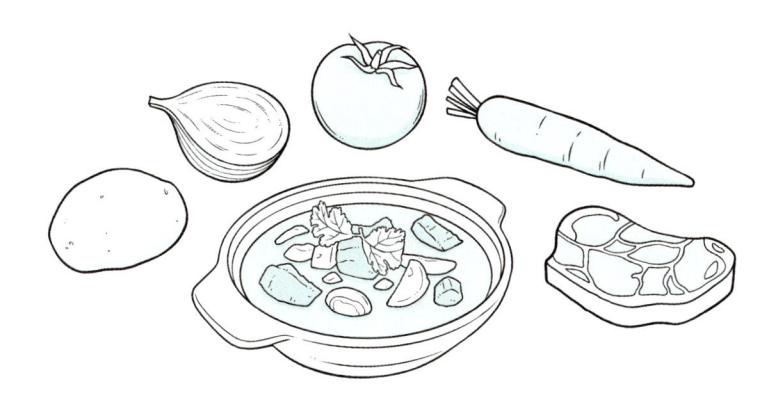

孩子的抵抗力，还有助于孩子身高发育。但请记住，除了喝汤，里面的食材也要一并吃掉，因为大部分的营养都在食材中。

　　罗宋汤的制作方法：首先需要将牛肉冷水下锅焯水，然后放入汤锅中加水煲汤。当汤煲至六成熟时，加入土豆和胡萝卜；七成熟时放入洋葱；八成熟时再加入西红柿，最后大火收汁并加入适量的盐即可。这样，一款营养丰富的罗宋汤就完成了。

护眼怎么吃

无论是学生、老年人还是职业人群，眼部健康可以直接影响我们的生活状态。目前市面上有多种多样的护眼产品，尤其是保健品，包括口服液、护眼糖、护眼片等多种形态，但这些产品哪些是真有用的呢？怎么吃才能护眼呢？

● 吃保健品护眼有用吗

市面上的护眼保健品通常包含维生素、矿物质、植物提取物等成分，它们通过增加眼部的营养摄入，减缓眼部细胞的老化，改善视力和保护眼睛健康，预防眼部疾病。不同的成分对应不同的人群，比如叶黄素有助于抵御紫外线、减少视觉伤害，对延缓青少年近视有帮助；而富含鱼肝油类的保健品，有助于缓解眼部干涩和疲劳，适合长期用眼过度，容易眼疲劳的人群。

需要注意的是，保健品可以作为辅助手段来护眼，但并非主要手段。如果眼部存在疾病问题，应及时到医院就诊，接受正规治疗。一些护眼保健品中的成分，如维生素 A，在过量摄入时可能对身体造成负面影响，如头痛、呕吐等不适症状。避免盲目听信保健品的夸大宣传，理性看待其功效。我们更应该主动改善生活方式，比如减少阳光刺激、避免过度用眼、保持均衡饮食，这才是保护眼睛的最重要措施。

● 日常护眼怎么吃

在保护眼睛健康方面，相比于一些宣传有"保护视力"功效的保健品，正确饮食更为重要，日常可以多吃有助于护眼的食物，它们本身就富含各种对眼睛有益的营养素。

1. 富含维生素 A 的食物。如动物肝脏、牛肉、猪肉等，这些食物中的维生素 A 在视觉细胞内参与维持暗视感光物质循环，有助于预防夜盲症的发生。维生素 A 还能保护视网膜感光系统，对于维护眼睛健康至关重要。

2. 富含胡萝卜素的食物。如胡萝卜、白萝卜、西红柿等，胡萝卜素在人体内可转化为维生素 A，进一步促进眼睛健康。特别是胡萝卜，它含有大量的胡萝卜素，能够防治夜盲症，对眼睛具有很好的保护作用。

3. 富含叶黄素的食物。包菜、花椰菜、紫甘蓝等蔬菜都是叶黄素的良好来源。此外,蛋黄和玉米也含有丰富的叶黄素和玉米黄素,能够减少紫外线对眼睛的伤害,延缓眼睛老化。

4.其他护眼食物。菠菜富含钾、钙和镁元素,能够增强眼部肌肉弹性,预防近视。同时,它还含有维生素B_2和β-胡萝卜素,有助于预防干眼症和减少眼睛的红血丝。

猕猴桃中的维生素C含量极高,具有很好的抗氧化作用,能够保护眼睛免受自由基的损害。海带含有丰富的碘和甘露醇,能够减轻眼内压力,预防急性青光眼。

习惯篇

养好肠胃需要哪些好习惯

饮食坏习惯很容易让人患上胃病，应该特别注意并避免。

● **伤胃的坏习惯**

不守时的饮食习惯，尤其是饥一顿、饱一顿。这种习惯常见于上班族，长期如此会侵蚀胃的健康。许多功能性消化不良、胃炎、胃溃疡的患者主要集中在年轻人中。胃是一个严格遵守时间的器官，胃酸的分泌存在生理性的高谷和低谷，以及时消化食物。胃酸和胃蛋白酶在没有食物的情况下中和，会损害胃黏膜。

晚餐过饱或睡前吃夜宵。这个习惯对健康，尤其是消化系统有很大影响。人体每天摄入的热量应合理分配，早餐占三成，午餐占四成，晚餐占三成。晚餐过饱或临睡前吃夜宵不仅影响睡眠和导致肥胖，还会使胃肠道超负荷工作，胃液分泌过量，腐蚀胃黏膜，长期如此易导致糜烂和溃疡。

狼吞虎咽。吃饭吃得过快也是不良习惯。食物进入胃后需要滞留、研磨、消化，才能变成乳糜状进入肠道。细嚼慢咽能增加唾液分泌，有利于食物吸收和消化。粗糙的食物可以直接损伤胃黏膜，增加胃的负担，使食物在胃内停留时间延长，导致胃部肌肉疲劳和胃动力下降。

胃受凉。胃对外界气候和温度敏感。秋冬季节受到冷空气刺激后，胃部容易痉挛性收缩，引起胃痛、消化不良、呕吐、腹泻等症状。因此，要注意保暖，避免食用过凉的食物，也不要长时间待在空调房里。

饮酒。这也是伤胃的行为。酒精不仅伤肝，还会使皮肤脱水、杀死脑细胞、降低记忆力，并直接损伤胃黏膜，导致胃部炎症、糜烂、溃疡和出血。饮酒还会延缓胃溃疡的愈合，所以有胃病的人应避免饮酒。

滥用药物。许多药物通过抑制对胃黏膜有保护作用的前列腺素合成来止疼，而皮质醇类激素药物则常导致胃炎、胃溃疡和胃穿孔。因此，服用这些药物应遵循医嘱或看好说明书，最好在饭后服用。

● 肠胃脆弱，别空腹吃这些

我们在饮食时应该多加注意，避免给身体带来不必要的负担。有些食物可能导致便秘，有些则会增加胃的负担，甚至引起胃肠痉挛和疼痛。以下这些食物不建议空腹食用。

大多数水果，比如香蕉、柿子、山楂等，都不建议在空腹时食用。此外，有几种饮品也是空腹时不宜饮用的，包括牛奶、酸奶、豆浆，以及冰冷的饮料。它们可能对胃产生刺激或增加胃的负担。

还有一种食物需要特别注意，那就是螃蟹。螃蟹也不适宜空腹时食用，因为它可能对消化系统造成刺激，产生不适。

● 腹泻时这四种饮料建议不喝

当出现腹泻症状时，以下四种饮料最好避免饮用，特别是最后一种，请大家务必注意。首先，牛奶不建议喝，因为其中的乳糖可能导致肠道渗透压增高，从而引发乳糖不耐受，进一步加重腹泻。其次，咖啡也应该避免，因为咖啡里的咖啡因会增强肠道蠕动，从而加重腹泻症状。再次，果汁也不宜饮用，因为果汁中的果糖同样会导致肠道渗透压升高，从而加重腹泻。最后，酒类饮品尤其应该避免，它会刺激胃肠黏膜，影响肝脏代谢，进而加重脱水症状。在腹泻期间，选择适当的饮品对于缓解症状非常重要。

● 便秘平时这样吃

如何保持大便通畅呢?这里给大家提供两个小方法。

首先要从饮食上进行调整。我们应该多喝水,多吃蔬菜,多吃一些富含膳食纤维的食物,如红薯、玉米等。至于广为流传的"香蕉通便",要提醒大家,生香蕉或发黄发硬的香蕉含有鞣酸,可能会加重便秘,所以不建议食用,而熟香蕉则有润肠通便的效果,所以可以尝试把香蕉蒸熟了吃。

除了饮食,我们可以通过按摩腹部来促进肠道蠕动,防止大便干结。

具体方法是:用掌根按住右下腹,然后按照升结肠、横结肠、降结肠、乙状结肠、直肠肛管的顺序进行按摩。每天这样按摩一下,可以促进肠道蠕动,防止大便干燥。

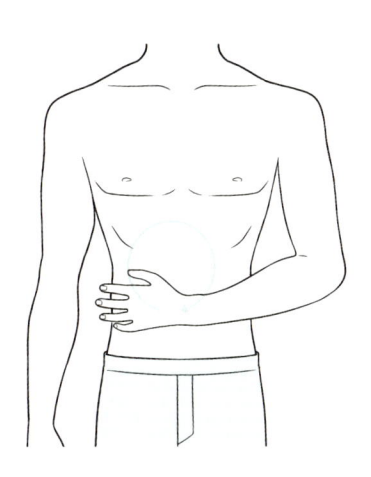

如何喝水、喝茶更健康

● 隔夜水、千滚水能不能喝

关于"隔夜水致癌"的说法，我们需要澄清一下。首先，无论是晚上烧了水留到第二天，还是白天烧了水留到晚上，这两者在时间跨度上其实是相似的，都可以被称为"隔夜水"。事实上，科学研究表明，隔夜水中所含的亚硝酸盐远远低于致癌的水质标准，因此，从亚硝酸盐的含量来看，隔夜水并不致癌。然而，虽然隔夜水本身不致癌，但如果放置时间过长，水质可能会因为灰尘、细菌等污染物的附着而变差。因此，如果水放置的时间过长，特别是看起来有灰尘或杂质时，为了健康起见，我们还是建议不要饮用。

另外，千滚水也是可以喝的。千滚水指的是经过反复煮沸的水，尽管在反复加热的过程中，水中的矿物质元素可能会有所减少或丧失，但并不会产生大量的有害物质。有些人认为千滚水中亚硝酸盐含量高，但实际上实验证明，水煮沸的次数越多，亚硝酸盐含量越低，而且要达到中毒剂量，人们需要一次性饮用大量的千滚水，这在现实中几乎是不可能的。

● 小心"水中毒"

大家平时都被鼓励多喝水，多喝水是个不错的建议，但也不要过量，导致出现水中毒的情况，在实际案例中，甚至有人因此危及生命而去医院抢救。

当身体在短时间内摄入大量水分时，特别是在已经有一些疾病的情况下，可能会出现水中毒。这是因为摄入过多水分会导致尿液增多，排出过多的钠离子，使身体出现低钠状态。这时，人们可能会出现头晕、恶心、呕吐、水肿、精神不振，甚至昏迷等症状。

喝水虽好，但切不可盲目、短时间内摄入过多。特别是以下四类人群：一是肾功能严重受损的；二是心脏功能不佳，有心衰症状的；三是患有内分泌代谢疾病的；四是消化系统疾病患者，如肝硬化患者。这些人应该多喝水，但切记不要过量。

一般来说，我们人体每天需要补充的水分在 1500 ~ 2000 毫升。但由于个体差异和身体状况不同，这个量也会有所变化。特别是当我们发烧时，由于体温升高和出汗，身体容易缺水，可能需要补充更多的水分。但补充水分时，千万不要短时间内大量饮用，而应该慢慢来，一杯一杯地喝，少量多频率地补充水分。

如何判断自己喝水的量是否合适？首先，当你不再感到口渴时，说明身体已经得到了足够的水分。其次，观察尿液的颜色，如果尿液呈淡黄色或透明状，那就说明你摄入的水分量已经足够，之后，就继续保持少量多次的饮水习惯。

● 特殊情况：腹部出现外伤后，口渴不能喝水

当腹部受到重创或外伤后，口渴时切记千万不能喝水。因为在这种情况下，腹部可能出现了闭合性损伤，如肝脏、脾脏、肾脏的破裂出血，导致血管内的血容量减少，进而引发口渴的症状。然而，喝水并不能直接补充血容量，反而可能带来一系列并发症。更重要的是，如果后续需要进行手术修复这些闭合性损伤，喝水会增加手术过程中误吸的风险，因此这时应尽快去医院接受治疗。

● 如何喝茶更健康

茶不仅有着深厚的历史文化底蕴，对人体健康还有很多益处，对于很多人来说，茶几乎成了日常生活的一部分，是每日

都要喝的饮品。

关于喝茶与癌症之间的关系，存在不同的观点。喝茶可以平复心情，带来清爽的回甘感，使人心情愉悦。有研究表明，长期饮用绿茶可以降低心脑血管疾病和糖尿病等代谢性疾病的风险。此外，还有研究指出，喝茶有助于防止某种特定癌症的发生，具有一定的防癌功效。然而，也有观点认为喝茶可能导致癌症。这主要是因为一些人在喝茶时喜欢喝浓茶和烫茶，特别是刚沏好的茶，温度很高，直接饮用可能会增加患食管癌的风险。因为食管的鳞状上皮细胞在受到65℃以上的高温刺激时，容易破溃增生，长期反复可能导致癌细胞的产生。

在享受茶的美好时，我们也需要关注一些喝茶的注意事项。首先，不要空腹喝茶；其次，避免喝过浓的茶；再次，熬夜时也不建议喝茶；最后，最重要的是，不要喝烫茶。将茶放置3～5分钟，等温度降到65℃以下再饮用，这样对身体更有益处。

● 泡腾片使用不当有危险

小小泡腾片很常见也容易被人忽略，使用不当可能会造成悲剧。我曾看到一则报道，讲述了一位小朋友因发烧，妈妈给他服用了一种泡腾片退烧药。然而，妈妈让孩子像平常吃药一样，直接将泡腾片放入口中，然后喝水。结果，孩子刚喝完水就出现了剧烈的呛咳，呼吸困难，脸色逐渐发青发紫，情况十分危急。

这是为什么呢？原因在于泡腾片首先必须溶解在水中。一旦直接放入口中并遇水，它会迅速产生大量二氧化碳气体。如果此时发生呛咳，这些气体和药物可能会阻塞气道，导致完全梗阻和窒息，危及生命。

因此，使用泡腾片时，切记先将其放入水中充分溶解后再饮用，以避免类似的危险发生。

饮酒伤身，
这样喝更要命

● 喝完酒后切忌喝茶，伤心、伤胃、毁肾

很多男士在饮酒后喜欢大量饮用浓茶，以为这样可以快速醒酒，但实际上这是错误的。少量饮用淡茶可能影响不大，大量摄入浓茶则会对身体造成潜在危害，可能会伤心、伤胃，甚至毁肾。

首先，酒精中的乙醛和乙醇会导致中枢神经兴奋，而茶叶中的咖啡因也有类似作用。两者叠加，会使心脏过度兴奋，导致心跳加速、心慌、心悸和失眠，有心脏病史的朋友更应注意。

其次，酒精和浓茶都会刺激胃黏膜，导致胃溃疡出血。我曾接诊一个患者，他因前一天晚上大量饮酒和浓茶后，第二天出现黑便并诊断为胃溃疡出血。虽然热茶能带来暂时的舒适感，但那只是温度的作用，而非真正的益处。

最后，饮酒后直接喝茶也可能对肾脏造成损害。酒精未经过肝脏充分解毒就进入肾脏，而茶又具有利尿作用，这可能影响肾功能。此外，很多人喜欢在酒后喝烫茶或浓茶，由于酒精的作用，可能感觉不到茶的高温，但长期饮用高温饮品会增加患食管癌的风险。

● 喝酒脸红的人更能喝？其实是危险信号

"喝酒上脸说明能喝不容易醉""脸红的人酒量更大"这类观点其实并不准确。喝酒上脸并不意味着酒量好，而是因为体内缺乏代谢酒精的一种酶，导致乙醛在体内大量蓄积，进而引发血管扩张，出现脸红的现象。而且，这类人群更容易罹患食管癌。

很多人觉得酒量会随着饮酒量的增加而提高，这其实是因为体内逐渐产生了一定的酒精耐受性。然而，这种耐受性并没有减少酒精对身体造成的损害，反而会因为饮酒量的增加，使身体受到的伤害也随之加大。

现在，酒精已被认定为一种致癌物质。因此，最好的饮料选择其实是零酒精饮料，即能不喝酒尽量不要喝酒。为了健康，我们应该尽量控制饮酒量，甚至完全戒酒。

● 白酒、啤酒千万别混着喝

喝完白酒后紧接着喝啤酒对身体的危害极大。白酒中的乙醇与啤酒中的二氧化碳结合，会加重肝肾功能负担，使人更易醉酒，甚至引发神经系统问题，比如我们常说的"断片"。很多人一杯又一杯混着不同的酒喝下去，就很容易"断片"。

饮酒前和饮酒时还需适当吃一些食物，酒后避免饮用浓茶，以防心血管受损。记住，少喝酒是最佳选择。

● 适量饮酒有益健康是真的吗

许多人都听说过"适量饮酒有益健康"的说法，甚至一些生活中所谓的"健康建议"也提到每天适量饮酒可以活血、助眠。然而，顶级医学期刊《柳叶刀》明确指出，喝酒直接导致全球280万人死亡，并强调最安全的饮酒量为零。

在我国，由于人口众多，饮酒致死的人数也相当惊人。每年有70万人因饮酒而丧命，其中65万为男性。酒精与心血管疾病、癌症等多种疾病有着直接的关联。根据《世界癌症报告2014》的统计，大量饮酒（每天饮酒超过三次）的人比不饮酒的人更容易患上五种癌症，包括上消化道和呼吸道癌症、肺癌、女性乳腺癌、结肠直肠癌以及黑色素瘤。

这些数据触目惊心，提醒我们饮酒的危害不容忽视。无论是哪种酒,"不喝"才是对身体最好的选择。

● 如何快速解酒

在急诊科中,对于酒醉严重的患者,我们通常通过静脉输液来醒酒,这种方法可以稀释血液中的酒精含量,从而达到解酒的效果。

有很多朋友认为喝完酒后喝浓茶可以解酒,前文已交代酒精和浓茶会使我们兴奋,刺激交感神经。双重兴奋下,我们可能会感到心跳加速,这对心脏和心肌并不好。建议大家,若无法避免饮酒,记得在喝酒前多吃一些主食,比如小面包、小馒头,也可以喝些温牛奶以保护胃黏膜。食物可减缓酒精进入血液的速度——酒精会和食物在胃里混合,然后迅速进入肠道,通过肠道逐渐吸收并排出,降低醉酒风险。千万不要空腹喝酒,因为空腹时酒精会迅速被吸收进血液,导致头晕、失忆等一系列不适。

● 喝酒后头疼可以吃止疼片吗

有朋友向我咨询,喝完酒后头疼能否立即服用止疼片来缓解疼痛。我的答案是坚决不可以。大家都知道头孢配酒会产生严重后果,但实际上很多药物与酒精同样会产生不良反应,严重时甚至危及生命。以下是一些常见药物与酒精的相互作用。

第一，头孢类药物与酒精结合会产生双硫仑反应，能对生命构成严重威胁。

第二，止疼药会刺激胃黏膜，而酒精同样有刺激作用，对于有胃病，如胃溃疡病史的人来说，这种双重刺激可能导致胃穿孔或胃出血。

第三，降压药与酒精同服会导致血压急剧下降，可能引发低血压性休克，危及生命。

第四，抗焦虑、抗抑郁药物与酒精同服会加重病情。

第五，安眠药与酒精同服则可能导致呼吸抑制，严重情况下可能出现昏迷，危及生命。

此外，像感冒药、退烧药和降糖药等也与酒精存在不同程度的不良反应。强烈建议大家，在服药期间不要饮酒，以确保药物的有效性和安全性。

● 两类人群千万别饮酒

遇到过年过节，亲朋好友聚在一起总要喝一点酒，但以下三类人群不要喝。

首先，孕妇是绝对不能饮酒的。其次，老年人，特别是那些有既往基础疾病（如心脑血管疾病、高血压、肾病和肝病等）的老年人，也不建议饮酒。有时，老年人可能会觉得喝一点酒能助兴，但这点酒可能会加速他们的慢性疾病，甚至引发急性病症。我在急诊科目睹太多这样的悲剧，如患者突发心脏病或大出血等。因此，有基础疾病的老年人应避免饮酒。最后，要特别提醒的是关于小孩子饮酒的问题。虽然小孩子自己不会喝酒，但有时候我们的长辈可能会逗弄孩子，用筷子蘸点白酒放在孩子的嘴边，让孩子舔一舔。这种做法是不建议的。长期这样让孩子接触酒精，可能会导致他们的大脑发育迟缓，甚至神经系统受损。因此，我们应该避免让孩子接触任何形式的酒精。

这些东西好吃，但别过度

● "嗦"小龙虾别过度

小龙虾是极受欢迎的美食，有人说小龙虾很脏不能吃，有人说小龙虾不吃虾黄即可。首先，我要纠正一个常见的误区：虾黄并不是虾子，而是虾的肝胰脏，它负责过滤重金属和寄生虫，因此不建议食用。我曾因过量食用小龙虾而身体不适，所以对此深有感触。小龙虾的头部，包括里面的虾黄，都尽量不要吃。痛风患者尤其要尽量少吃或不吃小龙虾，因为小龙虾和啤酒都是高嘌呤食物，摄入过多会加重痛风症状。我曾有朋友因食用小龙虾痛风发作，痛苦不堪。

此外，小龙虾还可能引起横纹肌溶解，这是一种严重的疾病，与摄入的食物量有一定关系。另外，有些朋友吃小龙虾会过敏，如出现全身皮疹、呼吸不畅等症状，这时应立即就医。

在食用小龙虾时，一定要确保它完全熟透。未熟透的小龙虾可能携带微生物、寄生虫等，对身体健康造成威胁。同时，我建议大家选择清淡口味的小龙虾，避免过辣和过度油腻。

更要强调的是，小龙虾虽然好吃，但我们应该少吃，不要频繁或过量摄入。同时，一定要注意食品安全，确保小龙虾完全熟透。如果出现身体不适，如上吐下泻等，可能是小龙虾未熟透或品质不佳导致了急性胃肠炎，应及时就医。在享受美食的同时，我们也要关注身体健康。

● 果汁，孩子一定要少喝

我接诊过一个 8 岁的孩子，体重高达 140 斤还患上了痛风。我认为这个孩子的病情和肥胖问题与他长期饮用某种饮料密切相关。我呼吁家长们，不要再给孩子过多地喝饮料了。过量不仅没有好处，而且对孩子的身体有很大的害处。家长反馈孩子最近总说大脚指头疼，他们猜测可能是因为孩子太重，关节负担大，或者是孩子找借口不想上体育课。我见到这个孩子时，检查了他的大脚指头，发现有些皮薄和发红，轻按时孩子会感到疼痛。我询问了孩子的外伤史和感染史，但都没有。于是我建议进行生化检查，包括肝肾功能和尿酸。结果令人震惊，孩子的尿酸值高出正常三倍。

我询问了孩子的饮食习惯，得知他吃得很好但不爱运动，导致营养过剩。但我认为,即使吃得好,也不应该这么胖,而且他的痛风指标确实高得异常。孩子的父亲提到,孩子经常喝甜饮料,如可乐和果汁。家长觉得鲜榨果汁健康一点,就给孩子喝鲜榨的果汁,比如用梨和苹果榨的。孩子也爱喝,每天喝两到三杯,这个习惯已经持续两年了。

孩子的肥胖和痛风很可能与长期饮用这种鲜榨果汁有关。因为果汁中的糖分非常高,虽然果汁可以喝,但长时间大量饮用,特别是对孩子来说,真的会导致一些慢性疾病。一个苹果或梨我们吃下去可能会觉得饱,但榨成果汁后几口就喝完了,感觉好像没喝多少,实际上却摄入了大量的糖分。

因此,我建议家长和小朋友们不要经常喝果汁,即使是鲜榨的也不行。可以适当地少喝一些,长时间大量饮用是不推荐的。让孩子培养咀嚼的能力,对牙齿也有好处。避免过多摄入这种含糖饮料,对孩子的健康非常重要。

● 九个饮食习惯增加患癌风险

在日常饮食中,癌症偏爱九个字。

"糖",每天摄入约 25 克及以上的糖会增加患胰腺癌的风险。

"烫",习惯性吃 65℃以上的食物易导致食管癌。

"盐",过度摄入盐分会破坏胃黏膜,增加患胃癌风险。

"熏",熏酱类食物含有强致癌物苯丙芘,增加患肝癌风险。

"霉"，发霉食物中的黄曲霉素毒性极强，远超砒霜；同理，发霉的菜板、筷子等厨具也要及时更换。

"烟"，无论是炒菜的油烟还是香烟，都会增加患肺癌风险，这里包括"二手烟""三手烟"。

"油"，长期过量摄入高脂肪油炸食品易导致肠癌。

"腌"，长期食用腌制食品的话，其中的亚硝酸盐会增加患胃癌、肠癌风险。

"懒"，也是一大隐患，建议每天锻炼时间多于 30 分钟。

有人说，我常吃烤肉、喝酒、吸烟，但身体并无大碍。请谨记，不要等到问题出现再后悔。尽量远离这些癌症风险因素，为自己和家人的健康负责。

· 辟谣小知识 ·

吃猪蹄美容

有些朋友认为吃猪蹄可以补充胶原蛋白，从而起到美容养颜的效果。猪蹄煮得烂烂的，像果冻一样、黏糊糊的，非常好吃，似乎里面充满了胶原蛋白，吃了就能让皮肤变得更好。事实并非如此。虽然猪蹄中确实含有一定量的胶原蛋白，但当我们摄入这些胶原蛋白后，它们会在胃肠道内被分解成氨基酸。这意味着胶原蛋白并不会直接转移到我们的皮肤或脸上。此外，猪蹄中还含有大量的胆固醇，如果摄入过量，可能会导致体重增加。要保持皮肤健康，还需注意均衡饮食，摄入足够的营养物质，并保持良好的生活习惯。

急救篇

异物卡喉，分秒必争——
不同人群的急救措施

亲朋好友聚餐，大家酒足饭饱后会坐在沙发上喝茶聊天，茶几上必不可少地放着一盘盘小零食：花生、瓜子、果冻、糖果等。但是您也许没有注意这些东西可能会要命，特别是对孩子而言。孩子可能会抓着一把开心果、大杏仁、果冻，边玩边吃。大部分的孩子都被这些东西噎到过，只是父母不知道而已。小一些的坚果在孩子未嚼碎的情况下吞下卡喉时，可能会侥幸随着孩子的一口唾沫滑到胃里（并不是卡在气管里），大一些的坚果可能刚到喉咙的时候，因为吞咽困难而刺激孩子发生反射性呕吐，从口腔吐出。但是当一些不大不小的坚果被误吸入气管或卡在喉咙里压迫气管，造成孩子呼吸困难、口唇青紫、缺氧时，短短几分钟就会要了孩子的命。而且不仅是孩子，成年人特别是老年人身上，类似的事故也是频频发生。婴幼儿因为吞咽功能不完善，老人因为牙齿脱落，吞咽功能减退，都有可能出现异物卡喉的情况。在孩子进食时，应避免其大笑和哭闹，防止食物进入气管导致梗阻窒息。

● 令人心痛的案例不胜枚举

·一个刚满1岁的幼儿，误将手中的固体食品吞下，造成气道梗阻引起窒息，短短几分钟，幼小的生命便逝去。

·商场店员好心给6岁男孩吃面包，孩子吞下1分钟不到就出事了，最后不幸身亡。

·7个月大的孩子因为一颗葡萄身亡。

·妈妈给1岁的孩子喂辅食，有胡萝卜粒、玉米粒，孩子咳嗽了一声，突然出现脸色逐渐变紫、难以呼吸的状况，妈妈不会急救方法，随即带孩子去了医院。尽管医生用尽了抢救方法，包括上呼吸机、用药等，孩子的心跳还是越来越弱，心电图最后成了一条直线。

·6岁男童因为吃花生窒息死亡。

孩子吃了坚果，如花生、瓜子等小而硬的食物，或者玩小件玩具、物品后出现呛咳、憋气、面部青紫时，我们就要高度警惕了，要仔细听孩子的呼吸音是否变粗，有没有喘鸣。有的孩子误吞异物时我们不在身边未能及时发现，或者异物较小，孩子呛入时可能没有明显的症状，但是不久就可能出现顽固性咳嗽、发热、黏痰等症状。如果经过药物治疗反复不见好转，就要怀疑气道异物的可能！异物卡喉指的是异物卡到了气管，气管是我们用来呼吸的通道，如果气管被完全卡死了，我们便无法呼吸，会出现窒息甚至导致死亡。

● 不同人群异物卡喉的处理方式

惨剧谁都不愿看到，但每天都在上演。及时发现患者气道内有异物变得十分重要！被噎住之后的4分钟内，是抢救的黄金时间。人的脑循环缺氧只要超过几分钟，就可能造成脑神经系统的永久性伤害。幸运的话会抢救过来，而抢救不及时，可能会导致脑瘫、植物人，甚至是死亡。现实情况是，当噎食窒息发生时，专业急救人员很难在几分钟内赶到现场。这时，第一时间要做的就是使用"海姆立克急救法"，挽救宝贵的生命。注意，如果患者可以呼吸、哭泣、说话或仍能咳嗽，则不应该实施海姆立克急救法（比如鱼刺卡喉，能呼吸、能说话，这种情况不需要使用）。

我们每个人都应掌握海姆立克急救法，关键时刻能救命，甚至掌握挽救生命最后的机会！

1 岁以上的儿童及成人，采用海姆立克急救法，"剪刀石头布"。

孩子们在吃东西时常常边跑边闹、边哭边笑，这很容易导致食物误入气道，形成完全梗阻窒息。一旦遇到这种情况，应立即采取急救措施。请记住这个方法：用"剪刀石头布"口诀来帮助记忆。"剪刀"是指找到肚脐上方两手指宽的位置；"石头"是指手握拳放在该位置用力；"布"是指用另一只手包住"石头"。

1. 跪在患者背后，双手放其上腹部（肚脐以上两横指），一只手握拳，另一只手包住拳头。

2. 双臂用力收紧，快速往后上方冲击。

3. 持续几次冲击，直到气管阻塞情况缓解。若中途患者失去意识和反应，同时无呼吸，需采取"心肺复苏术"。

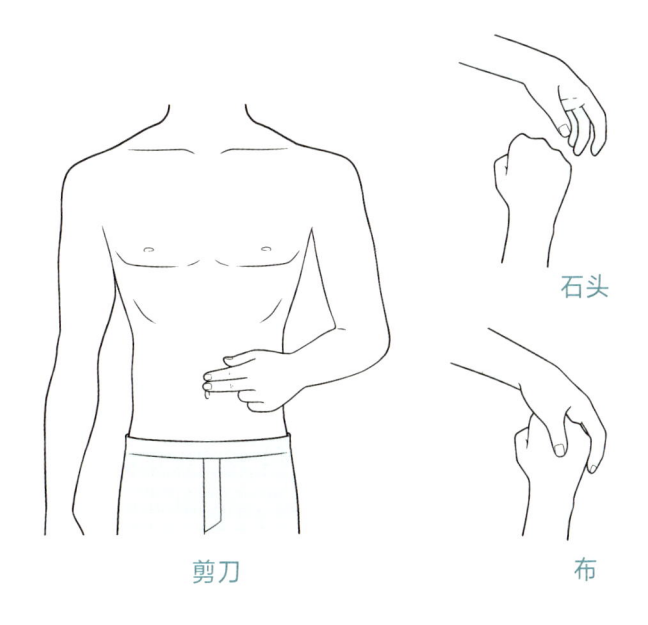

剪刀　　　石头　　　布

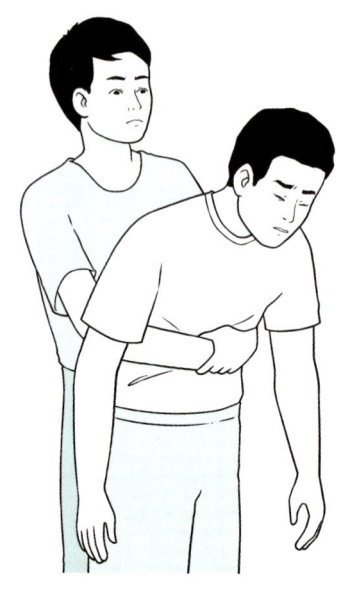

快速冲击排出异物

请注意，不要用没有症状的孩子或成人来练习这个动作。在紧急时刻，通过这样的急救方法，患者腹腔内的压力可以得到改变，使膈肌上升，从而改变胸腔内的压力，帮助肺内的残留空气排出，甚至将异物冲出。

1岁以下的婴儿，采用背部拍击和胸部冲击相结合的方式。

1.拍击背部5次，如果不能缓解梗阻，就采用胸部冲击法。冲击位置为胸部正中或两乳头连线处中点，用两个手指去按压冲击，交替进行。

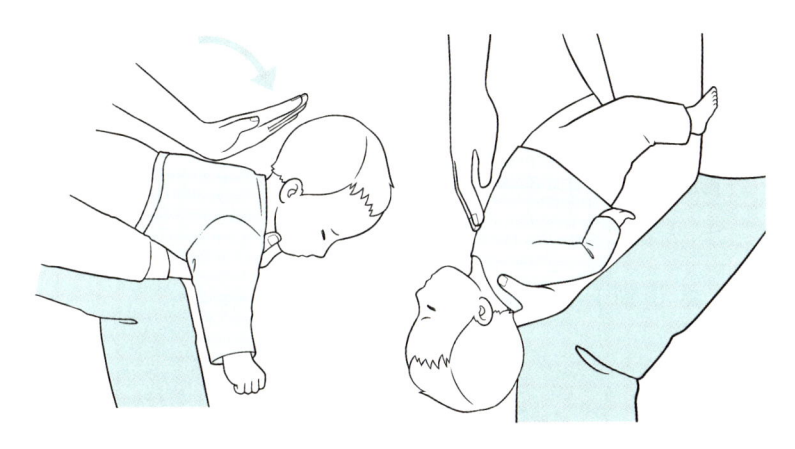

拍击背部和按压胸部交替进行

2. 按照第一步的指示操作直到异物排出。若中途婴儿失去反应、意识且无呼吸,就需要采取心肺复苏术。

将孩子平放在地板上,实施心肺复苏的急救。注意,这个是针对不可站立的孩子的急救方法,记住不要用正常的孩子去练习。

● **避免异物吞食的几点建议**

1. 孩子吃饭时,不要逗孩子嬉笑、说话,避免孩子哭闹,防止异物进入气管。

2. 建议儿童玩具生产厂家将小零件做固定处理,以避免发生儿童异物吞食的情况。

3. 避免孩子在吃东西时边跑边闹；如果孩子出现突然无法呼吸、说话无声的情况，应立刻施行海姆立克急救法！

4. 一旦出现异物卡喉导致完全阻梗窒息的情况，不同年龄段孩子需要采用不同的急救方法。

● 鱼刺卡喉要注意，这些方法无用且危险

鱼刺卡喉时，我们需要采取正确的处理方法。许多人在吃鱼时不慎将鱼刺卡在喉咙里，这里所指的喉咙实际上是食管。在这种情况下，切勿尝试喝醋或吃馒头、硬食物来试图将鱼刺顶下，因为喝醋并不能软化鱼骨，而用力吞咽可能使鱼刺更深地嵌入食管，甚至可能穿破食管、刺破动脉，导致大出血，严重时会危及生命。

正确的处理方法：

1. 尝试轻咳：首先可以尝试轻轻咳嗽，看是否能将鱼刺咳出。

2. 自行用镊子尝试取出：如果鱼刺位置较浅，可以让他人帮忙，用汤匙或牙刷柄压住舌头前部，在亮光处仔细察看舌根部、扁桃体、咽后壁等，尽可能发现鱼刺，再用镊子或筷子夹出。

3. 及时就医：如果以上方法都不能取出鱼刺，或者鱼刺位

置较深，应及时前往医院耳鼻喉科就诊。医生可以借助仪器等将鱼刺取出。

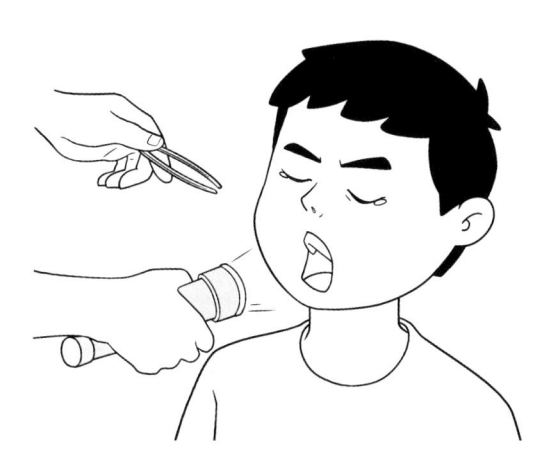

此外，为了避免鱼刺卡喉的情况发生，我们在吃鱼时应细嚼慢咽，避免狼吞虎咽。如果不幸被鱼刺卡到，一定要保持冷静，按照正确的方法处理，以免造成不必要的伤害。

易忽略，但高发——
几种常见异物卡喉原因

● 中秋节吃月饼切忌跑闹、哭笑

在一个中秋节的夜晚，悲剧发生了。一个妈妈焦急万分地抱着孩子冲进急诊室，她的呼喊和泪水充满了绝望。孩子因为边吃月饼边玩手机、看动画片，突然间失去了声音，并用力地抓着自己的喉咙，试图缓解不适。家长迅速意识到问题的严重性，孩子开始在地上打滚，哭不出声也无法呼吸，面色逐渐发青。家长的第一反应是尝试用手抠出孩子喉咙中的异物，并拍打孩子的后背，甚至试图通过摇晃孩子来排出异物。然而，这些努力都未能成功，孩子的状况迅速恶化。在上车后的短短 15 分钟内，孩子的脸色变得更加青紫，最终失去了意识。到达医院后，孩子已经出现瞳孔双侧散大、光反射消失、大动脉搏动消失的症状，经过医护人员两个小时的全力抢救，仍然无力回天。

这个悲剧的根源在于孩子进食时的不当行为。当我们吃食物时，食物会正常地从食管进入胃中。然而，如果孩子在吃东西时同时进行其他活动，如跑动、哭闹或大笑，食物可能会从食管误吸到气道中，形成完全梗阻窒息。由于月饼质地较为黏稠，一旦误入气道，很有可能导致完全梗阻窒息。

这个悲剧提醒我们，在享受美食和欢度佳节时，一定要注意安全。对于年幼的孩子，家长更应加倍小心，避免他们在进食时进行其他活动，以免发生意外。

● 吃粽子，老年人要注意

端午节期间，急诊科时常接诊因吃粽子而导致的完全梗阻窒息病例，这种情况在儿童中尤为常见。孩子在食用粽子时，若边吃边跑或说话，可能导致大块的粽子误吸入气道，进而造成无法咳嗽、发声和呼吸困难的情况，这是完全的气道梗阻窒息症状。面对这种情况，应立即采用海姆立克急救法来挽救孩子的生命。

另一方面，吃粽子对老年人来说也存在一定的危险。由于老年人的牙齿状况不佳和肠道功能脆弱，他们在食用粽子，特别是含有未去核大枣等尖锐馅料的粽子时，那些尖锐的内核有可能导致他们的消化道受损。如果老人食用粽子后出现腹痛、胃部刺痛不适或后续出现大便发黑等症状，应立即就医，严重者可能需要开胸手术来取出枣核等异物。

因此，为了家里人的健康，在准备粽子时应确保去除枣核，并避免加入颗粒较坚硬的食材。同时，大家在食用时应细嚼慢咽，避免走动和说话，以防误吸。另外，血糖不稳定的人也应适量控制粽子的摄入量。

● 误食异物——睡觉听歌可能误吞耳机

有一个病例，一名女子在睡前戴上耳机，边听歌边进入梦乡，半夜醒来发现自己已将耳机摘下。当时未察觉异常，直到第二天找不到耳机时才意识到可能将其咽入腹中了。随后，她前往医院接受 X 光检查，结果证实耳机确实在肚子里。类似的问题在急诊室患者中，尤其在儿童群体患者中更为常见。孩子们对细小的零件充满好奇，而且容易分心，因此常有小朋友不小心将笔盖、橡皮等物品咽下的病例。

面对这种情况，我们首先需要了解，一般光滑圆润的小异物在大多数情况下是可以自行排出的。这些异物被吞咽后，经过肠道蠕动，可能会随着大便一起排出体外。但在此期间，需要密切留意患者是否出现腹痛或大便带血等症状，一旦出现这些症状，应立即前往医院就诊。

如果误食了有棱有角甚至较为尖锐的物品，情况就更为复杂。这些尖锐物品在肠道或胃的蠕动过程中，可能会刺破胃壁或肠道，导致严重的腹膜刺激征。因此，一旦发现孩子或自己误食了这类物品，应立即前往医院寻求专业医生的帮助。

为了预防此类事件的发生，我们在日常生活中应格外注意。无论是成年人还是小孩子，都应避免将小物品放在嘴里玩，无论是在白天还是晚上，都存在不慎吞食的风险。此外，睡觉时戴耳机听歌的习惯也可能对听力造成损伤，因此建议尽量避免。对于任何可能进入口中的小物品，我们都应持谨慎态度，以免出现不必要的健康风险。

● 突发低血糖，别这样乱吃糖

低血糖和高血糖都可能导致生命危险，但低血糖能在短时间内致命。因此，一旦出现低血糖症状，需要迅速给患者进行治疗，首选的就是补充糖分。但低血糖后吃糖块，可能会酿成悲剧。这听起来可能令人难以置信，但确实是一个真实的案例。这是我从医院的一名护工那里听来的。

那名护工向我讲述她之前不在医院做护工，而是在一户人家里当保姆。有一天，那户人家里的老爷子突然出现了低血糖的症状。他之前就有血糖高的病史，家里正好有血糖仪，一查发现血糖只刚过1。老爷子的女儿赶紧拿了一块糖塞到老爷子嘴里，那时，老爷子已经睁不开眼，突然感觉像被卡住一样，他使劲抓自己的脖子。幸运的是，这名护工之前看过我分享的海姆立克急救法,她迅速冲击了老爷子的腹部,那块糖一下就被吐了出来,避免了悲剧发生。

这个案例告诉我们,低血糖后如何正确自救非常重要。补糖是必要的,但要记住,如果患者意识清醒,可以给他吃一些块状糖;如果患者已经睁不开眼,意识不清,无法回应你的呼唤,就不要给患者喂块状糖,块状糖很可能会被误吸到气道里,形成完全梗阻窒息,危及生命。

当发现低血糖患者对你没有反应、表情淡漠时,可以喂一些液体,像可乐、果汁这样高糖分的饮料,可以用小勺慢慢喂给患者喝一点,能快速补充糖分。千万不要给意识不清或即将昏迷的低血糖患者吃块状糖,以防止误吸和窒息的发生。

● 易引起异物卡喉的食物

1. 各类果冻:果冻有张力,容易变形,很容易被吸入气道。
2. 麻花、糖果等硬质食物:不好咬,容易噎住。
3. 鱿鱼丝:纤维过长、咬感过硬,不适合孩子吃。
4. 花生酱、巧克力酱:黏稠度过高,不适合孩子吞食。
5. 坚果类:体积小,小孩可能来不及咀嚼就吞食下咽。
6. 小巧水果:小巧球形、里面带核的水果不适合孩子吃,如龙眼、葡萄、樱桃等。
7. 多纤维蔬菜:纤维多且不易嚼烂,如芹菜、豆芽。

8.大肉块：大的肉块孩子无法嚼烂，强行吞入很容易噎到。

9.长面条：太长的面条容易被孩子以吸食的方式食用，容易噎到。

PART 3

住

——守护家庭健康港

睡 眠 篇

如何睡觉、睡多久才健康

对于晚上几点睡觉、睡多久，并没有一个绝对的限制。根据不同年龄段和身体状态，每个人对睡眠的需求也不尽相同。

● **不同年龄段人群睡多久合适**

儿童最佳的入睡时间为晚上 8:00 ~ 9:00，最晚时间不要晚于 9:00；青少年最佳的入睡时间为晚上 9:00 ~ 10:00，建议最晚的入睡时间不要晚于 10:00；成年人建议晚上最佳的入睡时间为 9:00 ~ 10:00，最晚时间也不要晚于 10:00；老年人睡眠需求减少，睡眠时间也可能会相对较短，但同样应尽量避免过晚入睡，以保证良好的睡眠质量。

不同年龄段的人群对睡眠时间的需求是不同的。新生儿每天适宜的睡眠时间一般在 16 ~ 20 个小时，因为他们需要足够的睡眠来促进身体生长发育；儿童每天适宜的睡眠时间一般在 10～12 个小时；青少年则需要 9～11 个小时的睡眠；成年人每天适宜的睡眠时间一般在 7～9 个小时；而老年人则相对较短，每天适宜的睡眠时间在 5～7 个小时。这些时间范围是基于一般健康情况和个人需求而定的，实际时间可能会根据个体的生活习惯和健康状况有所不同。

● **午睡睡多久合适**

一般来说，午睡时间在 20～30 分钟是比较合适的。这个时间段既能有效消除疲劳，又不至于让人进入深度睡眠状态，从而避免醒来后感到不适。然而，午睡时间也存在个体差异，有些人可能需要更长时间的午睡才能达到最佳效果。需要注意的是，午睡时间不宜过长，最长建议不超过 1 小时，以免影响到晚上的睡眠质量。

● **高质量午睡的要点**

合适的环境：选择一个安静、舒适、通风的环境进行午睡，以保证良好的睡眠质量。

注意姿势：尽量避免趴在桌子上睡觉，以免对颈椎和脊柱造成压力。可以使用午睡枕或者躺在沙发上等调整更舒适的

姿势。

注意保暖：在午睡时，要注意保暖，避免着凉。可以使用毯子或者空调等设备来调节温度。

控制时间：午睡时间不宜过长。过长的午睡时间会影响到晚上的睡眠质量。

合理安排午睡时间：尽量在饭后半小时左右开始午睡，避免饭后立即午睡。同时，也要注意不要在过晚的时间进行午睡，以免影响晚上的入睡时间。

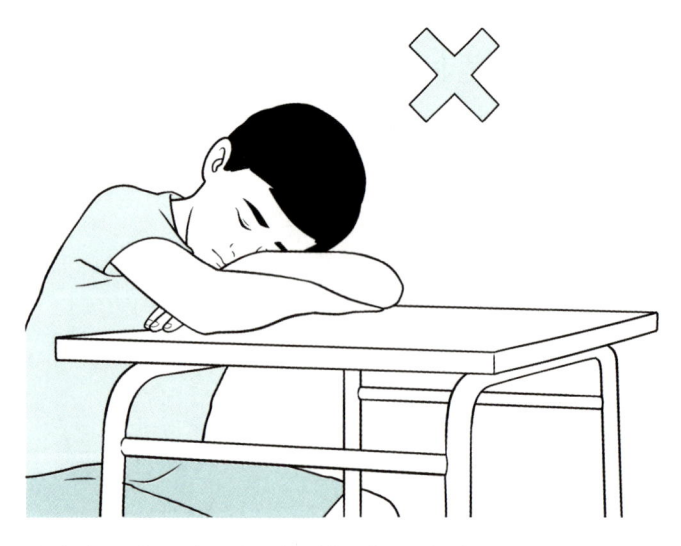

趴在桌子上睡觉不仅对颈椎不好，也会导致手臂的血液循环不通畅，出现手无力、麻木不适的情况

· 辟谣小知识 ·

睡得越多，休息效果越好

过长时间的睡眠可能不会有更好的效果，反而容易让人没精神、记忆力下降。

睡得太多可能会导致身体缺乏能量，容易出现无力、无助、疲劳、无精打采等精神状态差的表现。睡眠太多也容易导致血液循环减慢，大脑可能会长时间处于缺血、缺氧的状态，出现记忆力下降的情况。睡觉多了还有可能会导致胃肠道蠕动减慢，过多内容物会在胃内堆积，引起胃痛、恶心等身体不适。

如何缓解打呼噜

打呼噜，看似小问题，其实存在不少潜在危害。

打呼噜是由于呼吸道变窄，在睡眠时发生反复的呼吸暂停现象而造成的。这种呼吸暂停会导致大脑血流减慢，进而引发缺氧，长期下来可能诱发各种心血管疾病，如高血压、心脏病等。

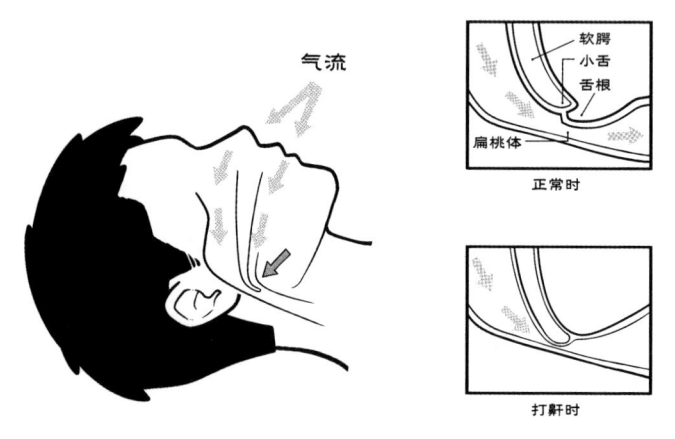

上气道形态改变是肥胖者出现睡眠呼吸暂停的重要因素

身体过度肥胖，患有鼻炎、咽炎、鼻息肉等鼻咽部疾病，长期抽烟喝酒、过度劳累等都会导致打呼噜严重。其中，肥胖人群中打呼噜者的比例远高于正常体重人群，因为过度肥胖者的颈部脂肪会压迫到气道，导致呼吸道狭窄，从而在睡觉时出现打呼噜严重的情况。

为了缓解和改善打呼噜的情况，我们可以采取以下几种方法。

首先，增强体育锻炼，保持良好的生活习惯。通过锻炼，我们可以加强呼吸肌的力量，减少呼吸道阻塞的可能性，从而减轻打呼噜的症状。其次，最好少喝酒或者不喝酒，并戒掉烟。酒精和烟草都会刺激呼吸道，使其更加狭窄，加重打呼噜的症状。因此，减少或避免这些刺激物质的摄入，有助于改善打呼噜的情况。

对于肥胖者来说，积极减重和加强体育锻炼是非常重要的。通过减重和锻炼，可以减少脂肪在呼吸道周围的堆积，从而缓解打呼噜的症状。

此外，调节枕头的高度和改变睡眠姿势也可以帮助缓解打呼噜。将枕头调整到合适的高度，并习惯侧着睡觉，避免仰着睡，可以减少舌后坠的发生，进一步减轻打呼噜的症状。

打呼噜虽然常见，但如果症状严重且持续不减，建议去医院就诊。现在，医学界已经发展出了多种手术方法来治疗打呼噜，如激光手术、鼻腔扩张术等。这些手术可以进一步拓宽呼吸道，减轻或消除打呼噜的症状。

如何应对失眠、
快速入睡

随着生活节奏加快,许多人面临着失眠的困扰,晚上难以入睡,白天则精神不振。科学研究表明,经常熬夜不仅会增加罹患阿尔茨海默病(老年痴呆)的风险,还会导致记忆力下降。更值得注意的是,长期睡眠不足与心脑血管疾病的发生有直接的关联。此外,长期睡眠不足的人患上抑郁症、焦虑症等心理疾病的风险是正常人的 1～4 倍甚至更高。因此,保持充足的睡眠对于维护大脑健康和预防多种疾病至关重要。

如何判断自己是否失眠?失眠是否能挂急诊,以及是否有快速入睡的方法呢?

首先,我们需要确认自己是否真的存在失眠问题。根据《中国成人失眠诊断和治疗指南》,失眠有三个主要诊断标准:一是入睡困难,即入睡时间超过 30 分钟;二是睡眠质量下降,表现为整夜醒来次数大于等于两次,或早醒,睡眠质量明显下降；三是总睡眠时间减少，通常少于6小时。同时，如果这些症状导致第二天出现疲劳、注意力下降、精神不集中、情绪波动等，那么就可以诊断为失眠。但请注意，如果夜间睡眠虽少，但第二天没有明显的不适感，那可能只是大脑处于亢奋状态导致的短暂失眠。

针对失眠问题，我可以分享一个放松大脑、快速入睡的小方法。晚上躺在床上时，先放松自己，然后默默想象头皮、眼睛、嘴巴、鼻子等身体部位逐渐放松。接着，可以慢慢握拳，用指尖触碰掌心，感受温度后再慢慢松开。重复这些动作有助于快速入睡。但请注意，睡前最好不要玩手机或思考让人兴奋的事情。

如果尝试了多种方法仍无法入睡，且失眠问题严重，建议及时前往医院接受正规治疗。考虑到失眠的原因复杂，可以就诊于神经内科、心理科、精神科、内分泌科等相关科室。一些医院还设有专门的睡眠障碍门诊，可根据当地医院情况进行选择。

通常来说，失眠与心理和精神方面关系较大。因此，建议大家在日常生活中不要给自己太大压力，可以培养一些健康的爱好来减压，如运动、听音乐等。

浑身酸痛、落枕、鼻子干，早上醒来多种不适怎么缓解

睡眠是恢复身体状态的重要途径，我们却经常发现早上醒来浑身酸痛，这代表着没有获得良好的休息，具体可能由以下几种原因引起：

睡眠质量不佳。如果睡眠质量不好，身体肌肉可能会紧张和疲劳，导致早上醒来浑身酸痛。

睡眠环境不佳。如床过软或过硬、睡觉姿势不正确等，也可能导致早晨起床时全身酸痛。

过度劳累。前一天进行大量体力活动或运动可能导致肌肉疲劳和酸疼。

风湿性关节炎。这种疾病可能导致关节及其周围组织受到刺激，特别是在早晨，关节和肌肉可能更加僵硬和酸疼。

● 为了有更良好的睡眠质量，可以参考以下几点

1. 保持规律作息：确保有足够的睡眠时间，并尽量保持规律的作息时间。

2. 优化睡眠环境：选择适合自己的床垫和枕头，并保持睡眠环境的安静和舒适。

3. 避免过度劳累：合理安排运动和体力活动，避免过度劳累。

4. 适当锻炼：进行适当的体育锻炼，有助于增强体质和肌肉力量。

5. 注意保暖：在夜间睡眠时注意保暖，避免受凉。

6. 热敷：如果感到肌肉酸痛，可以尝试热敷来缓解疼痛。

如果发现症状持续多日，有可能是关节炎或肌肉拉伤导致，则应尽快去医院治疗。

● 不小心睡落枕千万别这样做

有时候，早上醒来后，发现自己的脖子异常疼痛，几乎不敢动弹，无论是低头、抬头还是左右转动都感到困难，那可能是睡觉姿势不当导致了"落枕"。

过去，人们常说睡落枕后可以用"拔萝卜"的方法或去按摩店按摩来缓解，实际上这些方法都不太推荐。落枕是因为姿

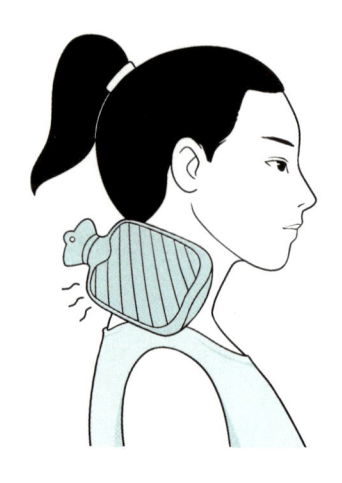

势不当导致的肌肉痉挛，痉挛的肌肉会变得紧绷且僵硬，引起疼痛和不适。我个人在遭遇这种情况时，会采用热敷的方法来缓解。我会用暖水袋装上热水，然后放在疼痛的部位进行热敷。这样做可以缓解肌肉的痉挛，促进血液循环，帮助身体更快地恢复，而不是采用暴力地按压、揉捏或扳动等方法。

落枕后盲目按压可能会引发以下问题。

1. 加重肌肉损伤：在落枕的情况下，颈部肌肉已经处于紧绷或受伤的状态，盲目按摩可能会进一步加重肌肉损伤，导致疼痛加剧。

2. 引发颈椎问题：颈椎包含了许多重要的神经和血管。如果在按摩过程中手法不当，可能会损伤颈椎，导致颈椎问题，如颈椎间盘突出、颈椎关节错位等。

3.诱发血栓：颈部是身体极为脆弱的部位。按摩时，如果手法不当或力度过大，可能会损伤颈部的血管，特别是中老年人，血管壁可能因年龄增长而变得更加脆弱，按摩可能导致血栓脱落，引发血液循环系统的严重问题，比如脑卒中。

4.加重疼痛：如果按摩师的手法不够专业，或者没有针对落枕的原因进行有针对性的治疗，可能会使疼痛加剧。

因此，建议落枕后不要盲目按压，应该先观察症状，如果热敷后多日疼痛持续不减甚至加重，应及时就医。

● 起床后脚跟落地痛

早晨起床后，脚踩地面有时候会感觉脚底板特别疼，那种疼痛仿佛撕裂般钻心。这是怎么回事呢？这很可能是足底筋膜炎所导致的，它是一种慢性的无菌炎症。

我们可以从日常穿鞋习惯上着手调整，缓解此类症状。尽量避免穿太平的鞋子，而是选择带有一定弧度的鞋子，比如我们常说的运动鞋就是很好的选择。尽量少穿皮鞋和带跟的鞋子。

此外，为了缓解足底疼痛，我们还可以做一些简单的脚部练习。例如，练习脚的抓伸动作，就是反复地抓握和伸展脚部，这个动作非常简单，但经常做可以有效缓解足底的不适感。

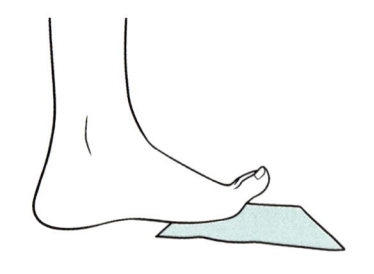

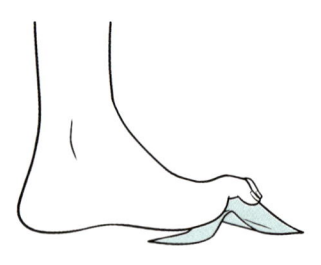

● 冬天醒来鼻子干、痒怎么办

很多人冬天时鼻子特别干甚至发痒,有时候在后半夜会被干醒,这种感觉真的很不舒服。以下是一些帮助您缓解这个问题的建议。

首先,在睡觉之前,先洗一洗鼻子。这样可以帮助清除鼻腔内的干燥物质,使鼻子感觉更舒适。然后,如果您觉得室内过于干燥,可以考虑在窗户上留一条小缝,但要确保拉好窗帘并盖好被子,以免着凉。早上醒来后,再用清水洗一洗鼻子,这有助于清除夜间鼻腔内积聚的干燥物质。

其次,在白天工作或休息时,可以尝试用一个杯子装些茶水或白开水,然后将鼻子靠近杯口,轻轻吸入水蒸气。这样可以让水蒸气滋润鼻腔,缓解干燥感。

如果以上方法都不能缓解您的症状,或者鼻子干燥的情况持续加重,建议您咨询医生,了解是否有其他潜在的健康问题,并获取专业的治疗建议。

家有长期卧床的老人，
要重视三件事

● 卧床不动？深静脉血栓比你想象的严重

一次夜班时，我接诊了一位 70 多岁的老太太，她一周前发生了骨折，是大胯部位，我们称之为股骨颈骨折。当她一周前来到骨科时，医生建议她住院并接受手术治疗。然而，她的儿子却拒绝手术，认为去年老太太手腕骨折时，通过某个所谓的祖传疗法，没有动手术就治好了。他错误地认为，股骨颈骨折和手腕骨折可以采用同样的方法治疗。尽管我们骨科医生反复解释两者之间的不同，但他们仍然不听劝告离开了。结果，没几天老太太因为腿部极度肿胀和疼痛再次来到医院。我们检查后发现，她得了深静脉血栓，这是长期卧床导致的。更糟糕的是，她的骨折断端已经移位，现在面临股骨头坏死的问题，需要进行全髋置换手术。而在手术前，还需要先处理深静脉血栓，这意味着她需要经历两次手术，痛苦和花费都会增加。

看到老太太腿上糊满了难以清洗的黑色药膏，我感到非常痛心。这样的例子其实并不少见，特别在一些长期卧床和下肢骨折的患者身上。我想提醒大家，一定要听从医生的建议，早期进行康复锻炼，以防止下肢深静脉血栓形成。

骨科医生通常会在手术后建议患者进行一些简单的锻炼，如抬抬腿、伸缩一下、动一动踝关节等。但很多家属认为手术后应该静养一段时间，这是错误的。适当的运动可以促进血液循环，降低患深静脉血栓的风险。

如何进行锻炼呢？其实非常简单，可以揉一揉小腿肚子，捏一捏，或者进行踝关节的屈伸练习。如果条件允许的话，还可以模拟骑自行车的动作。这些简单的动作就可以有效地防止下肢深静脉血栓形成。

所以，我想再次强调，不要盲目相信所谓的祖传疗法或偏方，一定要相信科学、相信医生。对于长期卧床和骨折术后的患者，特别是下肢骨折的，一定要及早进行康复锻炼，防止深静脉血栓形成。

● **帮老人扯撕输液贴、创可贴要小心**

你听说过一个小小的输液贴竟然能撕下一大块皮肤吗？这听起来可能令人难以置信，但确实发生了。我们在输液后，医生或护士会用输液贴来按压针孔。然而，就是这样一个简单的操作，有时却会导致意外。

我亲身经历过两个这样的案例。一个是我家里的亲戚，他因为外伤而贴上了创可贴，但在揭掉时，皮肤被撕下一大块。另一个案例是我在抢救室会诊的一个病人，他在输液后，揭输液贴时也发生了同样的情况。这两个案例的共同点是，患者都是老年人，皮肤松弛，平时营养状况较差。你可以想象一下，老年人的皮肤往往很薄、很干燥。如果贴上输液贴或创可贴，而在揭除时用力过猛，就可能把皮肤撕下。而且，由于营养差，皮肤的愈合速度也会很慢。

如果家里有老人，他们的皮肤状况较差，那么在揭除输液贴、创可贴或其他胶布时，一定要特别小心，慢慢地揭。无论是在家里还是在医院，当面对皮肤状况较差的老年人时，我们都应该更加细心和耐心，确保他们的安全和舒适。

● 不要在夏天盲目追求保暖

分享一个真实案例。在一次急救任务中，我们遇到了一位在家中去世的老人。邻居发现时，老人已在一个租用的车库内失去意识，无法唤醒。车库空间狭小，仅有一扇窗户且通风不良，导致室内闷热异常。由于车库内没有空调或电扇等降温设备，被发现时老人的身体已经变得僵硬。邻居注意到老人每天都会出门在门口与他们聊天,但那天却未见其身影,最终他们撬开门后发现了这一悲剧。

许多老年人可能会有"老寒腿""风湿病"等关节问题,并为了不吹风、不着凉,很多老人在室内会采取特别的"保暖养生"方式——即使在三伏天,他们也坚持穿着厚重的衣物,避免使用电扇和空调,甚至在睡觉时也要盖着厚厚的被子。即便没出门、没被晒,这种做法还是会导致人体体温异常升高,甚至引发中暑。

大家可能普遍认为中暑只会在室外发生,但实际上,在封闭、不透风且闷热的环境中,中暑同样可能发生,更不要说采取刻意捂汗、"保暖养生"等举措。在室内,特别是对于有基础疾病、长期卧床的老人,保持通风和降温同样至关重要。空调是一个有效的降温工具,但请确保避免直接吹向身体,以防止出现不适或健康问题。

习惯篇

爱护牙齿，从正确刷牙开始

● 第一步　选择牙膏

关于美白牙膏，建议要慎重选择。因为美白牙膏中通常含有大颗粒的摩擦剂，这些颗粒可能会对牙齿造成较大的磨损。而且，美白牙膏中的某些添加剂，如荧光剂，虽然能让牙齿看起来更白，但并非真正的健康美白。

抗过敏牙膏，这个可以根据个人的口腔健康状况来选择使用。如果你的牙齿或牙龈容易过敏，那么抗过敏牙膏可能是一个不错的选择。

止血牙膏，虽然它能暂时缓解牙龈出血的情况，但并不建议大家长期使用。因为牙龈出血可能是炎症或血液疾病的信号，如果频繁出现，最好及时去医院检查。

抗炎牙膏，它虽然对口腔炎症有一定的缓解作用，但同样也不建议长期使用，以免产生耐药性或其他不良反应。

那么，如何正确使用牙膏呢？一般来说，每次刷牙时，只需挤出黄豆大小的牙膏即可。刷牙时要采用正确的刷牙方式，如上下刷动，不要左右横刷。同时，牙膏要专人专用，并定期更换不同品牌的牙膏，以避免口腔细菌对某种牙膏产生耐药性。

● **第二步　正确刷牙、护牙**

保护牙齿，从刷牙开始。标准的刷牙方法是世界标准巴氏（Bass）刷牙法，刷毛指向牙根方向，牙刷和牙齿呈 45°，不能横着刷；在交界位置水平颤动；颤动十次往下刷一次。

每天早晚要刷牙，养成饭后漱口或刷牙的习惯，每次刷牙不少于 2 分钟，每 3 个月更换一次牙刷。

另外，如果产生了牙菌斑和牙结石，单单刷牙不能把牙结石清除掉，需要去专业医院找专业的医生用专业的器械来清除。平时，要习惯使用牙线，定期洗牙。家长群体平时更要多关注孩子的牙齿，发生龋齿或牙周病时要及时就医，保证孩子的牙齿健康。

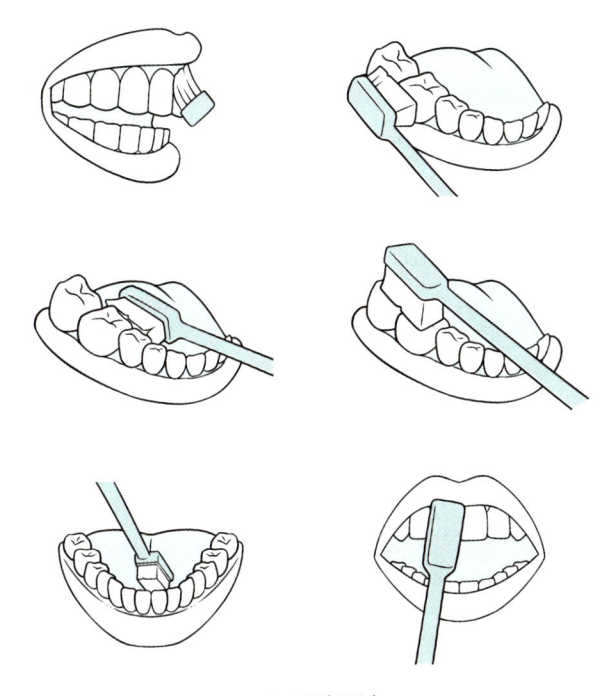

巴氏刷牙法

· 辟谣小知识 ·

牙龈总出血是上火，用去火牙膏可以解决

牙龈出血是症状而不是疾病，导致牙龈出血的原因有很多，"上火"并不是一个准确的病因。如果患有牙龈炎、牙周炎或牙龈增生，会引起牙龈局部出血。

全身性疾病所引起的牙龈出血，往往是全身性疾病（如血友病、过敏性紫癜、血小板减少性紫癜等）的危险信号之一。还有一些疾病能引起凝血功能低下或严重贫血，也可能出现牙龈出血的症状，如肝硬化、脾功能亢进、肾炎、系统性红斑狼疮等。牙龈出血还是坏血病的一个突出症状。

牙龈反复出血，要去医院看病就诊，及时治疗局部疾病和排除全身性疾病。如果牙膏内含有止血药，反而会掩盖牙龈出血的真正原因。

保护五官，小习惯让你耳聪目明

● 鼻——正确地擤鼻涕

正确的擤鼻涕方法非常重要。有些人在擤鼻涕时，可能会采用两个手指同时摁住鼻子并用力擤的方法，但这种方法是错误的。这样擤鼻涕时，强大的压力可能会导致鼻涕通过鼻腔、咽喉管逆行进入耳道，从而引发中耳炎。此外，由于我们的鼻泪管与鼻道相通，这种擤鼻涕的方式还可能造成压力过大，使得病菌通过鼻泪管逆行感染眼部。

正确的擤鼻涕方法是什么呢？首先，我们应该用一只手轻轻按住一侧鼻孔，然后擤出另一侧的鼻涕。接着，换另一侧鼻孔重复相同的操作。这样可以确保鼻涕顺利排出，同时避免逆行感染的风险。这才是正确的擤鼻涕方法。

◆ 耳——别随便掏耳屎

很多人习惯性掏耳朵，家里有掏耳勺、棉签和专业的采耳工具。其实耳屎有三个重要的功能。首先，它可以保护我们的耳膜，具有抗菌防燥的作用，防止耳道轻易受到感染。其次，耳屎能减轻大声音对耳膜的冲击，对听力有保护作用。最后，耳屎还能防止一些小飞虫飞入耳道，因为它带有一些酸性气味，是虫子不太喜欢的。

有一个患者，他习惯用棉签掏耳朵，结果导致了感染。棉签的头部可能比较硬，容易划伤耳道，而棉签上的棉絮还可能残留在耳道内，这样反复刺激就容易引起慢性感染。所以，为了我们的耳朵健康，请尽量避免随意掏耳朵。

如果你处于户外或室内声音特别大的环境中，不妨尝试张开嘴巴。这样做可以缓冲声音对耳膜的冲击，降低听力损伤的风险。另外，如果不慎有小飞虫飞入耳朵，不要慌张，你可以找一个暗处，打开手机的手电筒功能，将光线照向耳道。因为大部分飞虫都有趋光性，它们会顺着光线飞出，这样90%的飞虫都能成功飞离耳道。

● 眼——眼疲劳更要正确护眼

大家可能误以为某些行为能够保护眼睛,但眼科医生提醒,这些做法其实对眼睛有害无益。

以下三个常见的误区需要避免。

1. 自行使用眼药水:很多人因长时间用眼感觉眼睛干涩不适,就自行购买眼药水使用,特别是网上的一些网红眼药水。但眼科医生建议,眼睛不适时应先去医院咨询,根据医生建议再使用眼药水,切勿盲目使用。临床中,我们比较推荐《中国视疲劳诊疗专家共识》中介绍的缓解眼疲劳的药物:七叶洋地黄双苷滴眼液。

2. 揉眼睛:揉眼睛对眼睛损伤很大,尤其是用力过猛时,可能会导致晶状体脱落,影响视力。眼睛比较娇嫩,如有不适,应采用正确的方式缓解,如闭眼休息、远眺等。

3. 盲目使用洗眼液:网上流行的洗眼液,看似方便,实则存在隐患。首先,它并不一定能有效清洁眼睛;其次,洗眼过程中容易导致眼睛交叉感染;最后,洗眼液的容器可能不够卫生,容易引起眼部炎症。

以下是几个简单有效的护眼小妙招。

1. 搓手热敷:双手搓热后,轻轻敷在眼睛上,有助于促进血液循环,缓解眼部疲劳。

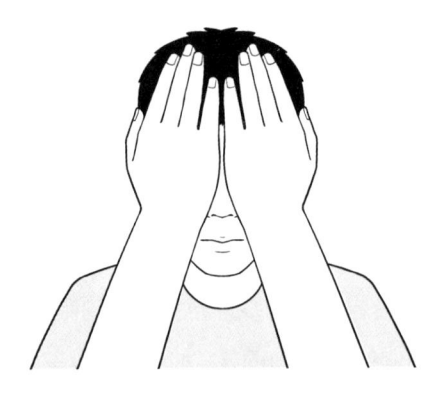

2. 温毛巾敷眼：在家可以用温毛巾敷眼，同样能够缓解眼部疲劳和干涩。

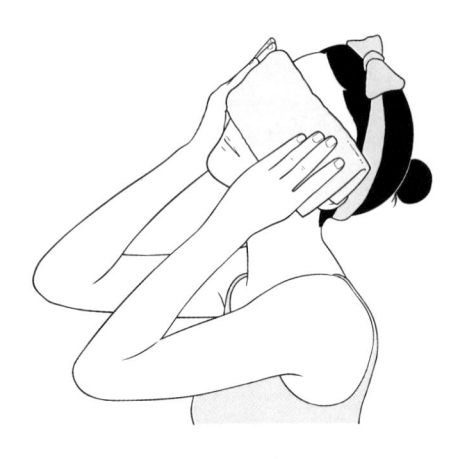

3. 温水熏眼：在办公室或家里，用温水的水蒸气慢慢熏眼睛，既能缓解眼部干涩，又能减轻眼疲劳。

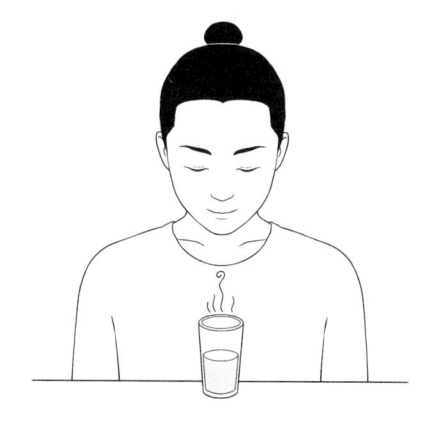

最后，提醒大家注意用眼卫生，避免长时间用眼过度，避免在关灯后看手机或电脑，这对眼睛的伤害极大。保护眼睛，从日常生活中的点滴小事做起。

隐疾之痛：痔疮和便秘平时怎么缓解

● 痔疮发作，尝试温水坐浴

你是否听说过"不开刀，不吃药，轻松一贴治痔疮"这样的治疗方法？我之前就遇到过一位小贩，他推着小车，喇叭里喊着这样的口号。出于好奇，我上前询问了他的治疗方法。他声称自己有一个祖传秘方，只需将一种黑乎乎的药膏贴在肚脐上，就能治疗痔疮。当我问及原理时，他却神秘地表示这是"祖传秘方"，不便透露。他所说的贴肚脐治疗痔疮的方法，其科学性和有效性都值得怀疑。希望大家在面对类似的治疗方法时，能够保持理性，选择科学、安全的治疗方法。

在日常生活中，很多人一听到痔疮就觉得必须手术，但其实在很多情况下，痔疮并不需要手术。痔疮分为内痔和外痔，内痔通常表现为无痛型便血，而外痔则可能伴随着疼痛和血栓。

对于痔疮的治疗，我们首先要避免长时间蹲在厕所玩手机或坐便，因为这会增加腹内压，加重痔疮。另外，我们可以尝试温水坐浴的方法来缓解痔疮。找一个盆，加入温水，如果条件允许，可以加入少量高锰酸钾，但一定要控制浓度，使其呈现淡淡的粉色。每天进行温水坐浴，可以有效缓解痔疮症状。

当然，如果痔疮症状严重，如痔疮变大、出血量多、瘙痒、破溃等，就需要考虑手术治疗了。但在大多数情况下，通过温水坐浴和改变不良生活习惯，痔疮都可以得到缓解。

● 便秘，平时上厕所别太用力

在我执行急救任务时，遇到过许多因在厕所用力排便或大便干燥而引发脑出血或心脏性猝死的患者，上厕所导致猝死并非危言耸听。

当我们用力排便时，腹内压会升高，这可能导致一些原本就存在病变的小血管破裂出血，严重时会危及生命。老年人和那些有心脑血管基础病的朋友，更需要保持大便的通畅。

那么，如何保持大便通畅呢？给大家提供两个小方法。

首先，从饮食入手，我们平时应该多喝水，多吃蔬菜，多吃一些富含膳食纤维的食物，如红薯、玉米等。另外，前面已经和大家介绍了，生香蕉含有鞣酸，可能会导致便秘，熟香蕉则有助于润肠通便。

其次，我们可以通过按摩手法来促进肠道蠕动，防止大便干燥。在古代，人们吃完生肉后由于难以消化和吸收，会用手去按摩肚子。虽然现在我们已经吃上熟肉，但这个按摩肚子的方法仍然有效。具体做法是用手掌的掌根按住右下腹，然后按照升结肠、横结肠、降结肠、乙状结肠、直肠肛管的顺序向上按摩。每天自己按摩揉一揉，就可以有效促进肠道蠕动，防止大便过干。

洗澡洗脚，
做错也能要命

"洗澡能要命"，听起来有些夸张，但确实存在这样的风险，以下两个案例就为我们敲响了警钟。

● **洗澡不当真能要命**

第一个案例是我的朋友告诉我的。大约 3 个月前，他们一家去泡温泉，结果家中一位长辈突发脑出血。这位长辈之前就有高血压等基础疾病，而泡温泉的工作人员也明确提醒过，血压高、心脏病患者以及老年人要慎重泡温泉，且即使身体健康的人也不应泡得过久。然而，这位长辈隐瞒了自己的病史，最终导致了脑出血情况的发生。这与泡温泉的水温以及泡温泉的时间过长有一定关系。

第二个案例来自我接诊的患者。一名 50 岁的女性在洗澡时突然倒地，最终未能醒来。家人发现时，她躺在卫生间里，已经失去了意识。据家属描述，她洗澡的时间一般特别长。

注意水温和时长，我们才能更健康地享受洗澡的过程。研究表明，洗澡适宜的温度是41℃，水温不要过热或过凉（略高于人体温度，皮肤感觉到温热而不烫），时间长度是12~15分钟。然而，很多人可能觉得这个时间太短。但我们要注意，卫生间和浴室的空间通常较小且密闭，水温较高会导致血管扩张，洗澡时浴室内的温度也会升高。如果是本身就有冠心病、动脉硬化、高血压等基础病的人，尤其是有基础病的中老年人，洗澡后从浴室出来，从热到凉的温差变化可能会导致血管收缩，从而引发意外。

· 辟谣小知识 ·

洗澡搓"泥"搓出越多越干净

许多朋友在洗澡时习惯使用搓澡巾大力地搓洗，认为这样能洗得更干净、更舒适。实际上，你搓出的白色屑状物是皮肤的角质层，它能起到保护皮肤、形成皮肤屏障的作用。若频繁使用粗糙的搓澡巾大力搓洗，会损害皮肤的屏障功能，可能导致皮肤问题，如皮肤敏感等。

此外，冬天空气干燥，洗完澡后，最好在皮肤上涂抹一些润肤乳或润肤油，这有助于保持皮肤的水分，防止皮肤干燥和瘙痒。记住，适度的清洁和保湿是保持皮肤健康的关键。

● 七类人群不适合泡脚

我曾接诊一位因泡脚而险些截肢的患者，让我深感泡脚并非适合所有人。冬季时，许多人在睡前喜欢泡一泡脚，享受热水带来的舒适感。但请注意，并非所有人都适合泡脚。

去年冬天，我接诊了一位患者，他因泡脚而严重烫伤。这位患者患有糖尿病，由于糖尿病导致的末梢神经感觉障碍，他在泡脚时未能感知到水温的高低，导致脚部被烫伤。由于处理不当，感染逐渐加重，最后到医院时脚部已经溃烂，部分组织坏死。经过3个月的治疗，他才得以出院，险些失去大脚趾。

以下这些人群不建议泡脚，应特别留意。

1.糖尿病患者：他们的末梢神经感觉能力较差，容易因水温过高而烫伤，且烫伤后容易感染。

2. 肾衰伴有心衰的患者：足底反射区的刺激可能加重他们的病情。

3. 严重下肢水肿、尿少的患者：他们的身体状态不适合泡脚。

4. 有严重出血倾向的疾病患者：如呕血、吐血、便血、脑出血、胃出血等，泡脚可能增加出血风险。

5. 脚部有外伤、水疱、感染、溃疡、静脉曲张的患者：泡脚可能加重他们的病情。

6. 心脑血管疾病和心脏病患者：水温过高容易使毛细血管扩张，增加血液循环和心脏负荷，可能加重病情。

7. 低血压和体质虚弱的人：泡脚容易导致头晕、血压更低，甚至摔倒昏厥。

泡脚虽然舒服，但对于不适合泡脚的人群，建议尽量避免泡脚或缩短泡脚时间。

● 正确清洁可以应对"鸡皮肤"

当你发现胳膊和大腿上布满了密密麻麻、触感粗糙的疙瘩，这些疙瘩上带有尖尖的小丘疹，并且里面藏有黑色的毛发时，可能是出现了被俗称为"鸡皮肤"的症状，在医学上，它被称为"毛周角化病"。这种皮肤状况与遗传和皮肤干燥、角质堆积有关。

请注意，市面上许多声称能根治"鸡皮肤"的产品其实并不可信，因为"鸡皮肤"是无法根治的，但我们可以采取措施来改善它。记住以下三点，将能在很大程度上帮助你改善这一状况。

第一，温和清洁是关键。选择使用不含皂基或刺激性活性剂的沐浴露，并确保洗澡水温度适中，避免过高。

第二，每天沐浴清洁后，将20%的尿素维E乳膏与阿达帕林凝胶混合均匀，涂抹在"鸡皮肤"处。但请注意，使用阿达帕林凝胶时应避免阳光直射。

第三，务必不要用手去抠或频繁使用搓澡巾、磨砂膏等过度去角质的产品。这样做不仅会使皮肤更加干燥，还可能破坏皮肤屏障。

此外，如果你在换季时感到皮肤干燥、瘙痒并出现脱屑现象，也可以在每晚沐浴后涂抹20%的尿素维E乳膏来缓解症状。

脚气、嵌甲、鸡眼，脚上小毛病这样处理

脚上有三种常见的毛病，这些毛病困扰了很多人，很难根治，反复发作，它们就是脚气、嵌甲（甲沟炎）和鸡眼。

● 脚气

脚气是很多人都会遇到的问题。有些人脚底和脚趾缝会长满小水疱，非常痒，干燥后还会脱皮；有些人则是脚趾缝发白发烂，伴有臭味和痒感；还有一些人脚跟皮肤会变得又厚又硬，开裂粗糙，如同树皮一般。这些都是脚气的典型症状。在治疗时，请不要轻信偏方，如白醋泡脚或大蒜擦脚等。其实，正确的处理方法很简单：我们需要准备三种药——曲安奈德益康唑乳膏、联苯苄唑喷雾和水杨酸软膏。

● 脚气总是反复怎么办

与大家分享一个有趣的故事。故事主人公是一名大四学生，他的室友因邋遢而闻名。有一天，邋遢的室友起床后，其他人惊讶地发现他的被子上竟然长出了一朵蘑菇，更离奇的是，有人不小心踩到了"蘑菇室友"的鞋子，结果真菌感染了他的脚。这让我们意识到，个人卫生确实不容忽视。同时，如果真的感染上了脚气，还反复发作，也是件让人头疼的事情。

现在，脚气问题逐渐成为一个不容忽视的、范围较大的健康隐患。尤其是对于那些经常穿着不透气的鞋子、袜子，或者生活在潮湿环境中的人来说，脚气更是如影随形。

首先，我们要了解脚气的成因。脚气，医学上称为足癣，是由真菌感染引起的皮肤病。这种真菌在潮湿、温暖的环境中繁殖迅速，因此，脚部长时间处于这种环境中的人更容易感染。脚气不仅会引起脚部瘙痒、疼痛，还可能引发其他并发症，如细菌感染、丹毒等。

治疗脚气需要采用抗真菌药物，如上文提到的联苯苄唑喷雾、曲安奈德益康唑乳膏等。在使用这些药物时，我们需要注意以下几点。

1.泡脚软化角质：在治疗前，先用温水泡脚，以软化脚部的角质层，有利于药物的渗透和吸收。

2. 涂抹药物：洗完脚并用毛巾擦干后，将抗真菌药物（曲安奈德益康唑乳膏）涂抹在患处，脚跟皮肤较厚的地方则涂抹水杨酸软膏来软化硬皮。使用联苯苄唑喷雾对整个脚部，包括脚底和脚趾缝进行喷洒，以抗真菌。注意要涂抹、喷洒均匀，不要遗漏。

3. 坚持用药：治疗脚气需要一定的时间，一般症状消失后，还需要坚持用药数周甚至数月。在此期间，不要随意停药或更换药物，以免影响治疗效果。

除了药物治疗外，我们还需要注意以下几点来预防脚气的发生。

1. 保持脚部干燥。尽量避免长时间穿着不透气的鞋子、袜子，选择透气性好的鞋袜。同时，保持脚部干燥，避免长时间处于潮湿环境中。

2. 定期更换鞋袜。鞋袜要勤更换和清洗，以保持清洁和卫生。

3. 避免交叉感染。不要与他人共用拖鞋、脚盆等物品，以免发生交叉感染。

4. 日常增强免疫力。保持良好的生活习惯和饮食习惯，有助于抵抗真菌感染。

· 辟谣小知识 ·

白醋泡脚治脚气

"用白醋泡脚治脚气"的说法,是谣言还是有一定科学依据?脚气发作时,确实会给患者带来极大的痒感,因此民间流传着各种偏方,其中之一便是使用白醋泡脚。从理论上讲,酸性的环境确实可以抑制真菌的生长,而醋酸作为一种酸性物质,有时也被用作辅助治疗脚气的手段。然而,我们必须明白,白醋虽然含有醋酸,但其抑制真菌的能力相当有限,难以达到治疗脚气的效果。

更为严重的是,如果脚气患者脚部伴有糜烂或裂口,白醋可能会刺激这些受损的皮肤区域,进一步加重感染,使病情恶化。因此,在使用白醋泡脚之前,我们需要充分了解自己的病情,避免不必要的风险。

所以,我们并不推荐将白醋泡脚作为治疗脚气的有效方法。如果您正遭受脚气的困扰,建议咨询专业医生,选择科学合理的治疗方案。

● 嵌甲

嵌甲，即指甲长到肉里去了，易引起我们通常说的甲沟炎。这种情况在脚部尤为常见，会引起疼痛、红肿，甚至感染。其主要原因是过度修剪指甲，尤其是边缘部分，这可能会损伤甲床，而甲床是长指甲的关键部位，位于指甲下方的一层脆弱组织。甲床受损后会增生，增生的部分就会长成指甲，并可能嵌入肉中。

为了预防嵌甲，应避免过度修剪指甲边缘。如果出现嵌甲，早期可使用碘伏或消炎药膏处理。如果症状严重，务必前往医院就医，可能需要进行小手术。

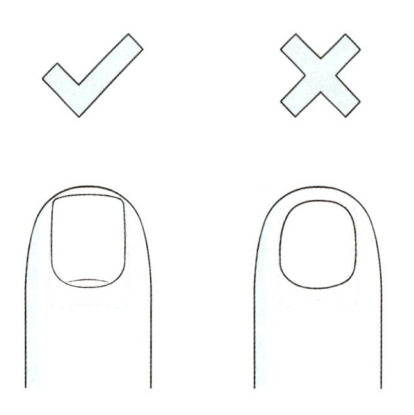

指甲修剪到皮肤边缘部位，一般不需要继续修剪

· 辟谣小知识 ·

指甲侧边修圆更好看、更健康

建议大家平时剪指甲时，选择剪成方形而不是圆形，这能更好地保护甲床。

很多朋友追求完美的外观，觉得将指甲剪成圆形特别流畅美观。然而，这样做可能会导致嵌甲，继而引起甲沟炎，特别是在脚部。因为当你在修剪指甲两侧时，很容易伤害到甲床。甲床非常薄，像一层纸一样脆弱。通常我们在手术时缝合甲床都非常困难。

过去，处理嵌甲的方式是直接拔除指甲，术后换药时很痛。现在，我们有了更简单的处理方法。当发现嵌甲时，我们会从指甲的一侧开始向下切，直切到甲根的位置，然后破坏里面的甲床，再进行缝合。

在此提醒大家，如果出现嵌甲的症状，千万不要自己用剪刀或者修脚工具盲目处理，应及时就医，让医生为你提供专业的处理。

● 鸡眼

鸡眼在脚的底部较为常见,发作时走路压迫患处会感到疼痛。有些人会使用小刀或剪刀自行修剪,这是不推荐的,因为可能会导致损伤和感染。正确的做法是每晚泡脚以软化鸡眼,然后涂抹专门治疗鸡眼的药膏。在日常生活中,可以选择穿软底鞋并在鞋内垫上柔软的布料或棉花来缓解疼痛。如果问题仍未解决,需前往医院寻求专业医生的帮助。

久坐不动,从上到下坐垮身体

久坐,这个在现代生活中越来越普遍的现象,其实给我们的身体带来了不少"隐形的伤害"。

我们就像一棵被固定在土壤里的树,长时间不动。这棵树的枝干和叶子会因为缺乏阳光和空气而逐渐变得不健康。

● 久坐的坏处

和树木一样,我们的身体也需要活动来保持健康。长时间坐着,身体得不到充分的伸展和运动,我们的肌肉、骨骼和关节都会变得僵硬,甚至可能疼痛。

久坐会让我们的消化系统"罢工"。比如,我们午饭吃得很饱,身体却像个懒散的工人,不愿意去消化这些食物,结果就是我们的肚子变得不舒服,可能还会便秘。久坐也会影响我们的心脏。长时间坐着，心脏就像是个被限制在狭小空间里的工人，它得用更大的力气才能把血液输送到全身。这样一来，心脏的负担就加重了，还可能引发高血压等心脏疾病。同时，我们的大脑也会受到影响。长时间坐着不动，大脑会觉得无聊和疲劳，这样我们的注意力、记忆力和思考能力都可能下降。

为了保持身体的健康和活力，我们得避免久坐，经常站起来活动活动，让身体得到充分的伸展和运动。

● **久坐保健操**

对于长时间坐在办公室的朋友们，这里分享几个小技巧，有助于保护我们的颈椎、腰椎、膝关节以及眼睛。

关于眼睛的保护。长时间盯着屏幕容易导致眼部疲劳，大家可以尝试用力挤挤眼睛或者多眨眨眼，这有助于缓解眼部疲劳。另外，也可以双手搓热后敷在眼睛上，这同样有助于缓解眼部不适。

关于颈椎的锻炼。大家可以闭上眼睛，慢慢地抬头，并在空中画出一个"米"字，这样可以帮助锻炼颈椎，缓解长时间低头工作带来的不适。

关于腰椎的保健。可以通过伸懒腰的动作来放松腰椎。这个动作简单易行，效果显著。

关于膝关节的锻炼。坐在椅子上时，可以试着绷直腿，脚尖翘起，然后往上抬一抬，这样可以增强股四头肌的力量，对膝盖有益。此外，还可以尝试像蹬自行车一样的动作活动腿部，避免久坐带来的膝关节僵硬。

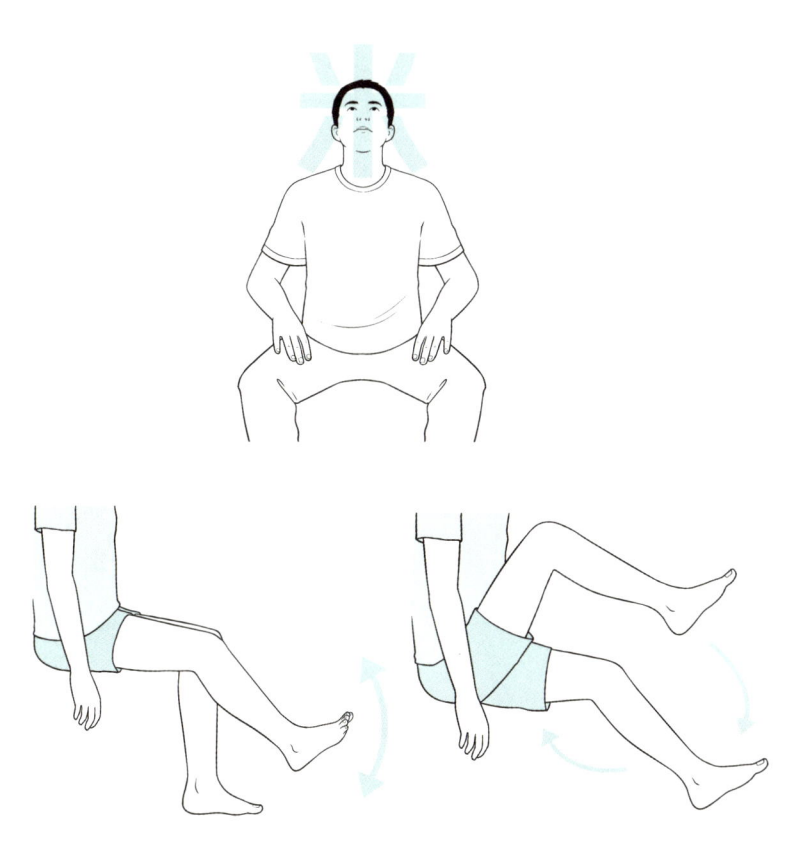

总之，不要长时间坐在办公桌前工作，要记得适时起身活动一下，这样不仅可以保护我们的身体，还能提高工作效率。

戒烟，保障家人的居住健康

● 二手烟、三手烟对孩子的危害有多大

吸烟对儿童的危害究竟有多大呢？大家可能并不完全了解。这里我们讨论的不是儿童吸烟的问题，而是儿童被动吸入的二手烟和三手烟的危害。众所周知，成人吸烟会引发多种疾病，甚至是癌症。但同样地，二手烟和三手烟对儿童的危害也不容忽视。

烟草中有害的烟雾成分，包括尼古丁和亚硝胺类物质，会附着在我们的衣物、皮肤和毛发上。当我们与儿童接触时，他们很可能会吸入这些有害物质。这些物质会导致儿童出现哮喘、毛细支气管炎、中耳炎等疾病的风险增加，甚至增加患儿童癌症的风险。与无烟家庭的孩子相比，长期生活在二手烟环境中的儿童更容易患上这些疾病。更有研究表明，如果婴儿与吸烟

者长期同床睡眠，婴儿的猝死率也会显著升高。

我曾读过一篇报道，描述一名烟民在睡前吸烟后未将烟头掐灭，结果引发了火灾，造成了不可挽回的悲剧。还有一篇报道讲述了一名醉酒的父亲在睡梦中翻身，无意中压住了孩子，导致孩子窒息身亡的事。这些事件都让我们深感痛心，也提醒我们家长要时刻警惕这些不良嗜好可能带来的危险。

● 成功戒烟，是人生的重要转折

成功戒烟可以说是人生中的一个重要转折。我曾听说一个真实的案例，一个年仅 8 岁的孩子竟然被诊断出肺癌，这很可能与长期吸入父亲的二手烟有关。当然，我们不能忽视其他可能的原因，但吸烟与肺癌之间的紧密关联，无疑给我们敲响了警钟。

那么，当我们真的下定决心，成功戒烟后，会是一种怎样的感觉呢？我的一个朋友曾与我分享了他的经历。他从初中时期就开始吸烟，一直持续到去年，因为一次病痛，他毅然决定戒烟。他告诉我，刚开始的几天，他感到非常不习惯，手里总觉得少了点什么，嘴里也少了那种刺激性的味道，感觉非常空虚和难受。为了克服这种不适，他尝试吃口香糖，但也不敢吃太多，怕影响自己的健康。他还尝试吃一些有味道的食物，如水果、蔬菜和糖果，以此来转移注意力。

经过一周的坚持,他发现早晨起床后,那种干呕和咳嗽的症状明显减少了,这让他感到非常开心。随着时间的推移,他开始运动,发现运动后肺部更加清爽,痰液也更容易排出。他告诉我,那种感觉就像是把肺里的脏东西都咳出来了一样,呼吸都变得特别轻快和舒畅。到了戒烟两个月的时候,他发现自己的食欲变好了,体重也有所增加。以前他吃一些清淡的食物总觉得没味道,但现在却觉得特别美味。他还发现自己对烟味变得特别敏感和反感,以前在外面闻到烟味可能没什么感觉,但现在只要有人吸烟,他就会觉得非常不舒服。

他还分享了一个有趣的经历。他说以前下雨后,泥土的清新气味他几乎闻不到,但现在他却能深深地感受到那种气息,仿佛回到了小时候。他告诉我,每当他深呼吸时,都能感觉到整个肺部充满了清凉和新鲜的空气。

当然,戒烟的过程并不是一帆风顺的。他在戒烟初期也遇到了一些困难,如睡眠质量下降等。但他通过坚持和努力,逐渐克服了这些困难。现在他已经成功戒烟1年多了,身体状况明显改善,精神状态也更加饱满。

● 不要吸烟,更不要吃槟榔

我有一次去海南,朋友给了我一个槟榔,我吃完后感觉嗓子发紧,呼吸困难,脸也涨得通红。他们告诉我,吃新鲜的槟榔有时会让人感觉像是"喝醉"了。有些朋友甚至开玩笑说"槟榔配烟,法力无边",这其实是误导。许多朋友喜欢嚼食槟榔,这种习惯其实是有害的。槟榔具有成瘾性,早在2003年,世界卫生组织就已将其列为致癌物。特别是吸烟者,如果再嚼食槟榔,槟榔对口腔黏膜的损伤加上烟草的致癌作用,会大大提高口腔癌的发生概率。因此,强烈建议大家不要吃槟榔,更不要边吸烟边吃槟榔。一定要记住,远离槟榔这个致癌物,同时警惕它的成瘾性。

· 辟谣小知识 ·

突然戒烟会增加患肺癌风险

关于戒烟有一个广为流传的说法,即突然戒烟会增加患肺癌的风险。这种说法认为,常年吸烟的人不应突然戒烟,而应逐步减少吸烟量,比如从每天10支减少到8支、5支,最后维持在2支或3支,以保持身体的某种"平衡"。然而,这种说法是完全错误的。

我们都知道,吸烟对健康有害,不仅对自身造成危害,也对周围人产生二手烟甚至三手烟的危害。吸烟会增加患喉癌、膀胱癌等多种癌症的风险，甚至影响男性的性功能。吸烟对血管的危害较大，可能导致高血压、冠心病等心脑血管疾病。因此，吸烟没有任何好处。

要戒烟就应该果断戒掉，虽然戒烟者短期内可能因为对尼古丁的依赖而感到不适，如食欲不振、注意力不集中等，但这只是暂时的。想要克服这些不适，可以尝试两个方法：一是增加运动量；二是适当食用一些有味道的糖果。随着时间的推移，这些不适会逐渐消失。

重要的是，戒烟后患肺癌和喉癌的风险会显著降低。戒烟5年以上，这些风险就会明显下降；而戒烟10年以上，风险几乎与普通人群无异。因此，戒烟是非常有必要的，对于那些家里有孩子或老人的家庭来说，避免二手烟和三手烟的危害更为重要。

避免误食受伤，家里这些东西别乱放

● 喝完的饮料瓶

有一个案例，一个小朋友不小心误饮了洗衣液，原因竟然是家长为了方便，将洗衣液倒入了一个以前装饮料的空瓶中。孩子误以为这是之前喝过的好喝的饮料，就打开瓶盖喝了几口。幸运的是，孩子喝的是洗衣液，经过洗胃处理，他的状况已经稳定，没有大碍。然而，类似的悲剧曾多次被报道。在农村，有些孩子会误饮农药，因为他们看到瓶子里装着绿色的液体，以为是饮料。农药大多是剧毒的，一旦误饮，后果不堪设想。

虽然节省是个好习惯，但我们在废物再利用时，必须谨慎。尤其是瓶子这类容器，最好不要用来装有毒或有害的液体。孩子们天生好奇，他们可能无法分辨哪些是饮料，哪些是危险的液体。因此,为了孩子的安全,我们必须尽量避免这样的误会。

● 干燥剂

有一个真实案例,一个二年级的孩子因为玩食品中的干燥剂而导致眼球被炸伤。这一悲剧警示我们,家中的危险品摆放必须足够注意。

事情是这样的,一个二年级的小朋友因为考试成绩优秀,妈妈作为奖励给他买了很多零食。孩子边吃边玩,而妈妈则去厨房做饭。不久后,一声巨大的爆炸声响起,孩子痛苦地哭喊着,妈妈急忙跑过来,发现孩子捂着眼睛,地上满是水迹,还有一个变形的塑料瓶。于是紧急前往医院,医生检查后发现,孩子的右眼受伤,即便接受治疗,视力也将受到严重影响,很可能失明。

医生询问时,孩子回忆说,他在吃零食时发现里面有一小包干燥剂,出于好奇,他将干燥剂倒入一个空水瓶中,并加入水摇晃,结果引发了爆炸。他形容当时眼睛被不明液体溅入,火辣辣地疼,随后便失去了视力。

这种导致悲剧的干燥剂,其实在很多食品中都有。它的主要成分是氧化钙,氧化钙遇水时,会生成氢氧化钙并释放大量热量。如果将其放入密闭的容器中,很容易引发爆炸。即使不爆炸,一旦误食或接触,也会对皮肤造成严重的伤害。因此,我们必须高度重视并妥善处理这些食品中的干燥剂，对于已经有自理意识的小朋友，我们要教他们认识常见的干燥剂，并教他们正确的处理方式；对于比较小的小朋友，家长则要主动收好各种包装内的干燥剂。

● 药品

应将药品存放在儿童接触不到的地方，药品柜或药品抽屉应设置在高处，并使用锁具或其他安全装置来防止孩子打开。避免将药品放在低矮的架子、桌子或抽屉里，因为这些地方很容易被孩子发现。同时，不要为了方便而将药品从原包装中取出，尤其是那些带有儿童安全盖的包装。这些包装经过特殊设计，可以有效防止孩子误开。如果药品需要分次服用，可以使用专门的药品分配器来保存，但同样要确保其放在儿童触及不到的地方。

定期检查药品的保质期，并将过期的药品及时丢弃；拆开放在单独药品盒里的药品，也要做好日期标注，防止遗忘，过期的药品可能失去药效，甚至产生有害物质。同时，避免在家中囤积过多的药品，减少孩子接触的机会。对于特殊的药品，如处方药，应更加谨慎地存放。这些药品可以存放在专门的药品箱中，并使用双重锁具来确保安全。同时，告诉家人这些药品的存放位置，并告知他们不要随意放置或分享。

另外，老人和孩子用药建议分开存放。老人可能需要长期服用某些处方药或特殊药物，而孩子则可能需要针对特定疾病或症状的药品。分别存放有助于降低药品的误用风险，尤其是降低老人误食孩子的药品的风险。

存放建议：

1. 药品应存放在干燥的环境中，避免受潮和发霉。某些药物可能对光敏感，需要存放在避光的地方。对于一些需要冷藏储存的药品，如抗病毒类药物、胰岛素等，应存放在冰箱中，并确保孩子无法接触到。

2. 药品应存放在平时容易取用的地方，可以将老人和孩子的药品分别存放在不同的、专门的、孩子碰不到的药品箱或抽屉中，并贴上清晰的标签，老人的药品要注明药品名称、剂量和服用方法，防止他们看错误食或服用过量。

流感过后，如何居家消毒更彻底

流感来临时，家里如果有人出现流感，为了防止被传染，可以在家人流感期和康复后及时进行居家消毒。这里与大家分享一下居家消毒的注意事项。

关于消毒问题，需要强调的是，在因流感发烧时，我们俗称的"排毒"阶段，其实并不需要刻意进行居家消毒。然而，当症状开始缓解，特别是当您或家人逐渐康复后，消毒就变得尤为重要了。

消毒工作主要包括个人衣物的消毒、家居环境的消毒以及日常用品的消毒。首先，发烧感冒期间，开窗通风就足够了，不需要额外消毒。但退烧后，除了继续通风外，贴身衣物最好每天更换并清洗。床单和被罩也建议至少每周清洗一次。在清洗时，可以使用含氯的消毒液或具有消毒功能的洗衣液，按照说明稀释后使用即可。

此外，每天使用稀释后的 84 消毒液来擦地也是很有必要的。请注意，84 消毒液不可直接倒在衣物或窗帘上，以免损坏物品。对于手机、电视遥控器等小件物品，可以使用酒精进行擦拭消毒。同时消毒液要保存在小孩子拿不到的固定位置，不要随意放。最好不要用饮料瓶装稀释后的消毒液，防止小孩子误食。

另外，消毒时也不要遗忘冰箱，冰箱是一个需要重点关注的地方。病毒更喜欢冰箱这样的低温环境。消毒时最好将冰箱内的食物取出，检查并丢弃过期或长时间不吃的食物，然后断电并打开冰箱门，使用含氯消毒液擦拭内部并晾干。这样处理后的冰箱可以更加安全地用来存放食物。

急救篇

触电处理：不同症状怎么办

关于触电后的误区，许多人并不了解。我在急诊科工作，目睹了许多因触电导致的悲剧。如今，分布在家中各个房间的大小电器众多，触电风险也随之增加，对缺少自我保护意识的孩子来说更是如此。

一旦发现触电情况，首先应立即脱离危险环境，如切断电源或利用绝缘体挑开电线和插板。随后，观察被电者是否有反应和呼吸，若无，应立即拨打120并同时进行心肺复苏。

● **被电击伤后，建议及时去医院检查**

人在户外遭遇雷击、高压电设备放电，或接触了漏电的电器后，电流会进入人体，引起机体损伤或功能障碍，还可能导致人体组织器官不同程度的烧伤。

有一个与触电相关的不幸案例，患者因忽视医生的建议而离世。那是一次急救任务，我遇到了一位中年男性电工。他在工作时意外触电，尽管他的领导打电话表示担忧，但当我们的急救车到达时，他看起来并无大碍，也没有任何不适的症状。他坚持认为自己没事，不需要去医院，手部也没有出现破损、发黑或烧焦的迹象。我极力建议他去医院接受检查，因为家用电的电压相对较高，存在潜在的危险。

这位患者开始拒绝了我的建议，虽然他的心电图结果显示正常，但我还是坚持让他去医院。遗憾的是，他最终没有听从我的建议。大约两小时后，另一辆急救车拉来了这位电工，此时他已经没有了生命迹象。我一直为他进行心肺复苏，但无济于事。

实际上，电击不仅可能导致局部皮肤受损，还可能对心脏和心肌造成损害。想象一下，为什么我们在心脏出现问题时要做心电图？因为心脏是一个带电的泵。当出现室颤或心电活动异常时，我们甚至需要使用除颤器来抢救。

如果在生活中或工作中不小心触电，电压较高但当时感觉并无大碍，皮肤未见明显损伤，也应该及时去医院接受检查。电击可能导致心脏骤停、心脏心肌受损、心律失常甚至恶性室颤等严重后果。强烈建议大家在被电击后，即使皮肤没有破损也前往医院排除心脏问题或进行一段时间的观察，以防止悲剧的发生。

● 如何预防触电

1.在日常生活中,要让孩子从小有意识地远离电力设施,比如高压线、高压电塔、变电器、电闸、配电箱,远离有供电危险标志的一切物品,和孩子说明常见供电危险标志。

2.无论在哪里,在无法确保身体和手干燥的情况下,不要碰触插座、开关等带电设备。

3.下雨天避免站到露天的高处,防止雷击。在遇到地震、洪水等极端天气时,要尽快断掉家中的电源,拔掉家用电器的电源线,避免家中因进水导致设备短路和电线短路进而造成电火灾。

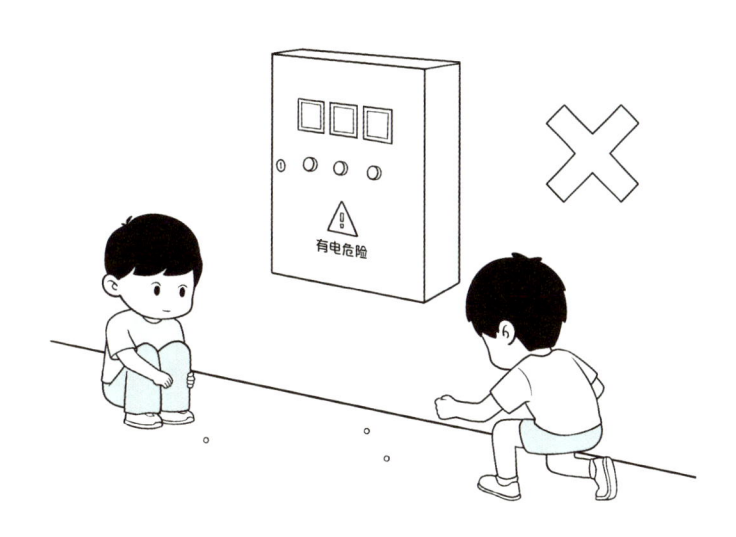

4.千万不要把喷泉当玩水乐园。很多孩子喜欢到喷泉里玩水。如果喷泉的线路零部件或线路出现老化破损、接头脱落、设施不齐全等情况，就很容易发生漏电。另外，部分喷泉的水柱水压比较大，具有一定"杀伤力"。而且，喷泉水是废水循环使用的，杂质较多，也不适合淋在身上。

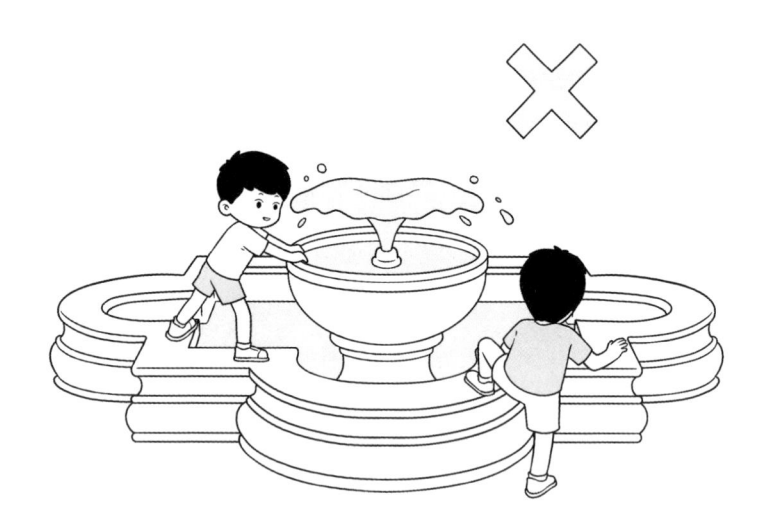

隐形夺命：一氧化碳（煤气）中毒怎么办

我想大家都很明白煤气中毒的危害，我身边的亲朋好友中出现过许多煤气中毒的例子，令人痛心。

煤气中毒不像疾病，不像心梗、癌症、不可抗拒的创伤，它是可以预防的。有的时候在抢救室看到因为一氧化碳（CO）中毒而死亡的患者，我真的觉得很痛心、很惋惜。

国家每年都宣传安全知识，但每年都会有许多一氧化碳中毒的事件发生，有的还是全家中毒。其实大家都知道怎么预防，都明白一氧化碳的危害，但为什么还有这么多的惨剧发生呢？许多通过抢救及时恢复健康的病人都说过这么一句话："我觉得就一会儿，应该没啥事。"

年轻人要回家告诉家里人，尤其是长辈，给他们提个醒，天冷了使用煤气要注意安全。对还在用炉火取暖的家庭而言，一定要安装一台一氧化碳报警器，并一定要保证报警器的质量。

有一次，我在执行急救任务时，遇到了一个因一氧化碳中毒不幸去世的老人，这真的非常令人惋惜。然而，令人气愤的是，这位老人家里其实安装了报警器，但关键时刻，这个报警器并没有发出警报。后来消防人员拆开检查，发现这竟然是一个伪劣产品。

● **煤气中毒的表现**

煤气中毒的临床表现主要为缺氧，其严重程度与碳氧血红蛋白（COHb）的饱和度呈比例关系。

1. 轻型。中毒时间短，血液中碳氧血红蛋白为10%～30%。中毒的早期症状表现为头痛、眩晕、心悸、恶心、呕吐、四肢无力，甚至出现短暂的昏厥。神志尚清醒的中毒者，在吸入新鲜空气，脱离中毒环境后，症状会迅速消失，一般不留后遗症。

2. 中型。中毒时间稍长，血液中碳氧血红蛋白占30%～50%，在轻型症状的基础上，可能出现虚脱或昏迷。皮肤和黏膜呈现煤气中毒特有的樱桃红色。如抢救及时，可迅速清醒，数天内完全恢复，一般无后遗症。

3. 重型。发现时间过晚，吸入煤气过多，或在短时间内吸入高浓度的一氧化碳，血液中碳氧血红蛋白浓度常在50%以上，病人出现深度昏迷，各种反射消失，大小便失禁，四肢厥冷，血压下降，呼吸急促，会很快死亡。一般昏迷时间越长，预后越严重，常留有痴呆、记忆力和理解力减退、肢体瘫痪等后遗症。

临床可根据一氧化碳接触史、突然昏迷、皮肤黏膜呈樱桃红色等做出诊断。职业性中毒常为集体性的，生活性中毒常因冬季生火取暖而室内通风不良所致，同室人也有中毒表现。发现有人煤气中毒后，要迅速将病人转移到空气新鲜的地方卧床休息，保暖，保持呼吸道通畅，拨打急救电话及时就医。

● 煤气中毒的预防

1.应和家里人主动强调并安装室内用煤气时应有的安全设置（如烟囱、小通气窗、风斗等），说明煤气中毒可能发生的症状和急救常识，尤其要强调煤气对婴幼儿的危害和煤气中毒的严重性。煤炉烟囱安装要合理，没有烟囱的煤炉，夜间要放在室外。

2.不使用废弃的、超期服役的燃气热水器；燃气热水器请专业人士安装，不得自行安装、拆除、改装燃具。冬天洗澡时浴室门窗不要紧闭，洗澡时间不要过长。

3.开车时，不要让发动机长时间空转；车在停驶时，不要过久地开空调；即使是在行驶中，也应经常打开车窗，让车内外空气产生对流；感觉不适应停车休息；驾驶或乘坐空调车时如感到头晕、发沉、四肢无力，应及时开窗呼吸新鲜空气。

4. 在可能产生一氧化碳的地方安装质量合格的一氧化碳报警器。一氧化碳报警器是专门用来检测空气中一氧化碳浓度的装置，能在浓度超标的时候及时报警，有的还可以帮助强行打开窗户或排气扇。

● 洗澡时发现煤气中毒如何自救

冬天来临时，使用家用燃气热水器导致一氧化碳中毒的事故也是屡屡发生。家用燃气热水器燃烧时会产生氮氧化物、一氧化碳、醛类化合物、二氧化碳等，浴室通风不畅，有害气体浓度会逐渐上升，而燃气燃烧时需要消耗大量氧气，人就会缺氧。当燃气燃烧不充分时，便会产生更多的一氧化碳，使人中毒。

当您在洗澡时出现头晕头痛、眼花耳鸣、恶心呕吐、心慌乏力等症状时，应立即采取以下措施。

1. 立即停止洗澡，关闭热水器。
2. 开浴室门对流新鲜空气，趁神志清醒时呼救。
3. 如果是独居，应趁意识清醒，尽快拿电话拨打求救电话。同时打开房门，让急救人员到达后能及时进入房屋。

日常生活中，应做到以下几点。
1. 购买正规合格厂家生产的热水器。

2. 热水器不可自行安装、拆卸、修理等。

3. 洗浴时最好打开排风扇。

4. 洗浴时应将门窗打开一点,留一条缝。

5. 定期检修热水器。

● 在车里开空调睡觉也可能中毒

汽车的空调有两种模式,外循环模式和内循环模式。内循环模式下,车内外的气流通道会被关闭,不开风机就没有气流循环,开风机时吸入的气流也仅来自车内,形成车辆内部的气流循环。

汽车内空间狭小,密闭性又特别好,车内冷气或者暖气如果只是开内循环模式,外界的新鲜空气就很难进入车内,车内的空气就只能通过空调进行内部循环,得不到更新。密闭的车辆在停止时开空调,发动机排放的尾气会聚集在车辆周围,尾气中的一氧化碳、二氧化硫等有害气体会随空调换风气流进入车内,造成车内人员中毒。

其实,不开空调在车里睡觉也可能存在危险。特别是在夏天,气温高,车内温度也会随之升高,人待在车子里很容易中暑。在这样的高温下,人的体温也会上升,体内水分散失的速度也会加快,就可能出现神经器官受损,甚至死亡。

如何避免车内一氧化碳中毒？

1. 无论是成年人还是孩子，都不要在车内开空调睡觉，家长更不要单独把孩子留在车内。

2. 空调内、外循环切换。长时间使用内循环，易致缺氧头晕。开空调时，最好先用外循环，温度降低后，再切至内循环，每隔一段时间切换一下循环模式。

3. 夏天不要把车内空调温度调得很低。长时间吹太冷的空调容易导致颈肩痛，车内外的温度差过大也易导致感冒。

外伤流血：不同伤势怎么办

孩子在小时候，很容易磕碰出外伤，处理方法会直接影响愈合效果，但人们很多习以为常的止血方法是错误的。

● 不同外伤正确处理很关键

有一次，一个孩子被他爸爸抱着来到我这里，孩子的头上有个小伤口，原来是奶奶抱着他时不小心摔倒了，导致孩子头部流血。孩子父亲告诉我，为了止血，他给孩子的伤口上撒了一些药粉。我当时看到这种情况，心里一惊，因为药粉已经渗入伤口内部，难以清理。孩子才1岁多，哭喊得撕心裂肺，孩子的父母也心疼得直掉眼泪。

在清创过程中，我告诉孩子的父亲，这种做法是不对的。头部由于血管丰富，出现外伤时出血较多，应该用干净的布叠成小方块压住伤口来止血，而不是撒上止血药粉。这种药粉不仅不是无菌的，还会影响医生对伤口的判断和处理。

这个事件让我们深刻认识到，受伤后的正确处理方法非常重要。

对于头部、手部等部位的划伤和出血，应该用干净的布按住伤口进行压迫止血，并及时来医院。止血药粉、香油、牙膏、芦荟凝胶等物品都不能贸然涂在伤口上。

对于扭伤等伤势，前 48 小时应用凉毛巾或凉水进行冷敷，以收缩血管、减轻肿胀；过了 48 小时再用温毛巾进行热敷，以舒张血管、进一步消肿。同时，抬高患处，切勿揉捏，以免造成进一步的损伤。

头部受到外伤后，如果耳朵、眼睛流血，千万不要随意止血。这很可能是颅底骨折导致的耳漏，让血液自然流出是更好的选择。如果强行止血，可能会导致颅内压增高或逆行感染，危及生命。

● **被海鲜扎到手，要注意后续观察**

喜欢吃海鲜的朋友们，在海鲜上市的季节，享受美食的同时也要注意安全，在处理海鲜，如虾、鱼、蟹等时，如果不小心被扎到手，千万别掉以轻心。您可能看过这样的报道：有人在处理海鱼时不慎被扎，没在意，结果手指严重感染，甚至导致全身感染，危及生命。这背后的原因，是海鲜中可能携带的一种名为"海洋创伤弧菌"的细菌。

这种细菌的传染力极强，感染速度特别快。一旦被它感染，很容易引发局部感染，甚至全身感染，严重时可危及生命。因此，如果不慎被海鲜扎伤，第一时间要用清水冲洗干净伤口，并适当挤压受伤部位，让可能存在的细菌流出。等手干后，用碘伏涂抹消毒，并配合使用一些外用杀菌药膏。

观察一两天后，如果发现伤口肿胀加剧，局部红肿更加明显，应立即停止自行处理，并尽快前往医院就医，以防病情恶化。

最好的预防方法是在处理海鲜时戴上手套，避免被扎伤。但如果不幸被扎伤，正确的处理方法和及时就医同样重要。希望大家都能注意这些细节，在享受海鲜美食的同时，也保护好自己的健康。

● 牙齿外伤脱落后，别用卫生纸包

你知道吗，当牙齿因为外伤而脱落时，其实是有一定概率可以被重新接活的。但请记住，千万不要采取错误的做法。如果不幸牙齿磕掉或脱落，切勿使用卫生纸去触碰或包裹它，因为这样做可能会降低牙齿成活的概率。

正确的做法是将脱落的牙齿立即放入牛奶中，或者让脱落的牙齿保持湿润，例如含在舌下。但含在嘴里时一定要特别小心，避免误吞，特别是小朋友。然后尽快前往医院的口腔科就诊，这样牙齿接活的成功率会相对较高。

所以，如果不幸遇到牙齿脱落的情况，一定要保持冷静，采取正确的处理方法，并尽快就医。

● 一根木棍、一块布条，紧急止血能救命

教大家一个止血的方法，这个方法特别适用于处理前臂部位的外伤出血。一根木棍或筷子、一块布条甚至一个有弹性的丝巾，在关键时刻都可能成为救命的神器。

不慎受了外伤出血量较大可能会引发失血性休克，甚至危及生命。特别是大血管或动脉受损，如果血流不止，我们常用的按压止血法可能无法奏效。这时，我们可以利用身边的木棍、筷子、布条或丝巾等物品，在大臂位置进行捆绑。比如，如果你自己的前臂受伤了，应迅速用布条或丝巾勒住伤口上方，然后插入一根筷子或其他类似的硬物，并旋转它。你会看到，随着筷子的旋转，前臂的血管会受到很大的压迫力，使血液流动受到阻碍。这时，你的手部颜色可能会开始改变，如果时间稍长，可能会变得苍白。

另外，如果你家中有血压仪，也可以使用里面的血压袖带

进行止血。将血压袖带绑在前臂出血部位上方，让它持续工作，血压袖带的压力可以挤压肌肉，压迫血管，阻止血流不止。但请注意，千万不要使用铁丝、电线等没有弹性或张力的物品进行捆绑，因为这可能会导致肌肉坏死。同时，捆绑的时间也不宜过长，一旦止住血，应迅速前往医院接受进一步治疗。

·辟谣小知识·

伤口都可以用酒精消毒

请大家务必注意，不要随意使用酒精进行消毒。许多人一遇到伤口就直接将酒精洒在伤口上，会感到疼痛和刺激，这种消毒方法是错误的。

有些人可能觉得，手挫伤了，用酒精消消毒不就好了吗？但实际上，我们不建议酒精直接用在伤口上。因为酒精会使伤口中的蛋白质失活，从而不利于伤口的愈合。同时，酒精的刺激性也比较大，会让生物感到疼痛。在生活中，建议选择碘伏进行初步消毒。

PART

4

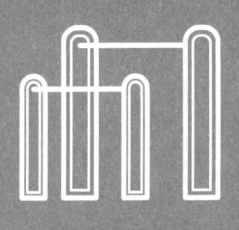

行

——安全出行每一步

运 动 篇

错误健身，为身体带来负面影响

健身运动越来越受到人们的关注，这不仅是因为健身运动能帮助我们塑造好看的身材，还因为它能带来诸多健康益处。首先，健身能够增强心肺功能，提高身体素质，让我们在面对日常生活和工作压力时更加从容。其次，适当的运动能够促进新陈代谢，帮助我们保持健康的体重，降低患慢性疾病的风险。最后，对于一些生活压力比较大的上班族，健身还能释放压力、缓解焦虑。每天最低需要运动半个小时。长期坚持慢跑，全因死亡风险、心血管病死亡风险、癌症死亡风险都会有一定程度的降低。但是，错误的健身方式适得其反，哪些运动不适合自己，运动健身有哪些注意事项，网上流行的健身方法有什么弊端……我们都需要额外关注，这样健身才能起到其应有的正向效果。

以下是三个因错误健身导致悲剧的经验教训。

第一，**饮酒后剧烈运动很危险**。一名45岁的男性在喝完酒后选择进行长达一个半小时的暴走锻炼。然而，看起来是在健身的暴走运动却给他带来了严重的后果。第二天，他出现了尿血的症状，经医院检查发现，其肾功能已经受到了严重损害。随后，他经历了透析和反复的治疗，才最终康复出院。这个案例警示我们，饮酒后不宜立即进行剧烈运动，以免对身体造成不可逆转的伤害。

第二，**帮助增肌的蛋白粉不能过量**。一个30多岁的小伙子，他身材健壮、肌肉发达，却因为健身而陷入了困境。他来到医院时，主诉双下肢和脸部肿胀。经过检查，医生发现他的肾功能同样出现了问题。在询问病史时，我们得知他热爱健身并严格控制饮食。但有一个不好的习惯是，他大量摄入蛋白粉，希望以此增大肌肉体积。虽然食用蛋白粉是健身人士常用的增肌方法，但过量会给我们的肾脏带来沉重的负担。

第三，**运动再好也要适量**。一个年仅25岁的小伙子在健身房因过量运动突然倒地不起，急救人员赶到时他已经失去了生命体征。医护人员全力抢救他，但遗憾的是，经过两个小时的努力，我们最终仍未能挽回他的生命。这个年轻的生命就这样因为健身而逝去，让人不禁感到惋惜。这个案例最为痛心，它再次提醒我们，健身虽然好，但一定要量力而行，避免盲目过量运动。

健身是一种健康的生活方式，但我们需要根据自身情况选择适合自己的运动方式和运动量。同时，我们也要避免盲目过量摄入蛋白粉等增肌产品，以免对身体造成损害。此外，对于那些患有先天性疾病的人，选择适合自己的健身方式尤为重要。记住，健身虽好，但一定要量力而行。

健身运动前，
要知道这些细节

选择合适的运动装备。合适的运动装备是健身不受伤的重要前提。例如，慢跑时选择透气佳、弹性良好且具有保护作用的慢跑鞋，可以避免因跑步造成的膝关节和脚踝受伤。

选择合适的运动环境。选择适当的运动场地，确保场地安全、空气流通。避免在恶劣的环境中进行运动，以降低运动损伤的风险。

运动前热身与运动后拉伸。在开始锻炼之前，进行适当的热身活动，如轻松的伸展运动、慢跑或静态拉伸等，可以提高心率、增加呼吸并使身体逐渐适应运动。同时，运动后也需要进行适当的拉伸，这有助于肌肉放松，减缓运动对肌肉带来的伤害。

逐渐增加运动强度，保持适当的运动节奏。无论是开始一个新的锻炼计划，还是日常锻炼增加运动量，都应逐渐提高运动强度，让身体逐渐适应，避免运动过度带来的伤害。在锻炼过程中，也要保持适当的运动节奏，这有助于控制呼吸、心跳和体温，避免身体过度疲劳。这两点健身新手更要特别注意。

保持合理饮食与营养摄入。在锻炼前后，注意合理饮食与营养的摄入。避免在锻炼前或锻炼后短时间内进食大量食物，这可能会导致消化不良、胃部不适。另外，根据自己的运动目标和身体需求，合理摄入蛋白质、碳水化合物和脂肪等营养素。

适当补充水分。运动中不要忘了适时补充水分，因为流汗与快速的呼吸都会加速水分的流失。保持充足的水分，有助于维持运动表现。

受伤后重视处理。如果在运动过程中受伤了，应及时处理。避免过度推揉或用力拉伸受伤部位，以免加重伤势。对于严重的运动损伤，应立即就医治疗。

量力而行。运动健身的目的是保持身体健康和提高生活质量，而不是追求过度的运动表现。因此，在运动过程中要量力而行，避免过度运动导致的身体伤害。

运动健身需要注意多个方面，只有综合考虑这些因素，才能确保运动健身的效果和安全性。

> **· 辟谣小知识 ·**
>
> ## 暴走万步有助健康
>
> 关于"每天走1万步、2万步,活过100岁"的说法,吸引了许多人,尤其是经常超负荷工作的年轻人和慢性病多发的中老年人。这种"暴走"的理念,似乎暗示着走的步数越多,健康效益就越大。然而,这种观念实际上存在一定的误区。
>
> 过量运动,特别是长时间的走路或跑步,可能带来慢性关节损伤的风险。对于骨骼和肌肉而言,过度的负荷并不是好事。根据中国营养学会在《中国居民膳食指南(2016)》中的建议,身体活动量每天大约6000步是比较适宜的,这样的运动量既能达到一定的锻炼效果,又能对膝盖产生良好的保护作用。
>
> 当然,每个人的身体状况和运动需求都是不同的,所以具体的运动量应该根据个人情况来调整。盲目追求高步数,比如1万步、2万步甚至更多,不仅可能对身体没有好处,反而可能增加膝盖的负荷,对骨骼造成损伤。因此,在追求健康生活的道路上,我们应该根据自己的身体状况和运动需求来制订合适的运动计划,避免过量运动带来的风险。同时,也要注意运动方式的选择,如选择适合自己的运动项目、注意运动姿势等,以最大限度地减少运动伤害。

长跑减肥越跑越差，胖人别做这些运动

增加运动量，是减肥的有效途径，跑步作为一种没有过于严苛的场地要求和器材要求的运动，是很多人减肥的首选，但太胖的人不适合长跑。

● **为什么胖人不能长跑减肥**

长跑时，我们的膝关节会承受较大的冲击和压力。体重越重的人，这种压力越大，所以膝关节更容易损伤，如出现半月板损伤、滑膜炎等。

心肺功能问题也需要重视。体重较重的人在长跑过程中可能会出现呼吸困难、心跳过快等心肺功能问题。这是因为他们的身体需要更多的氧气和能量来支持运动，而心肺系统可能无法及时提供足够的支持。

长跑需要良好的肌肉耐力和力量，体重较重的人由于肌肉负荷较重，更容易出现肌肉疲劳和拉伤的情况。

● 胖人不适合的运动类型

1.跳绳：跳绳是一项高强度的有氧运动，但对于体重较重的人来说，跳跃时脚踝、膝盖等关节会承受过大的冲击，容易造成损伤。

2.平板支撑、仰卧起坐：虽然平板支撑是一种有效的核心训练方法，但对于体重较重的人来说，这项运动会给腰椎带来过大的压力，可能导致腰椎损伤。对于已经存在体态不良或腰椎问题的人来说，仰卧起坐同样会加重腰椎问题。

3.HIIT（高强度间歇训练）：HIIT 具有高效的燃脂功能，近些年也非常受健身爱好者的欢迎。但对于体重较重的人来说，这种高强度的运动可能会对身体造成过大的负担，甚至受伤。

4.球类运动：篮球、排球、羽毛球等球类运动需要快速跑动和爆发力，对于体重较重的人来说，这些运动会加重身体负担，增加受伤的风险。

高强度的运动，对于体重较重的人都是一种身体负担。在选择运动方式时，需要充分考虑自己的身体状况和运动能力，可以选择低强度、低冲击的有氧运动，如快走、游泳、椭圆机等，并在运动过程中注意保护关节和腰椎。

● 两个小方法，每天练习保护膝盖

膝盖最忌讳的四种情况是下楼、下山、频繁下蹲以及体重过重。但有两个简单的小动作可以帮助延长膝盖的使用寿命。

第一个动作是锻炼股四头肌的力量。您可以尝试将脚尖勾起，然后往上抬，同时您会明显感觉到股四头肌有些发酸。增强股四头肌的力量，有助于延长膝盖的寿命。

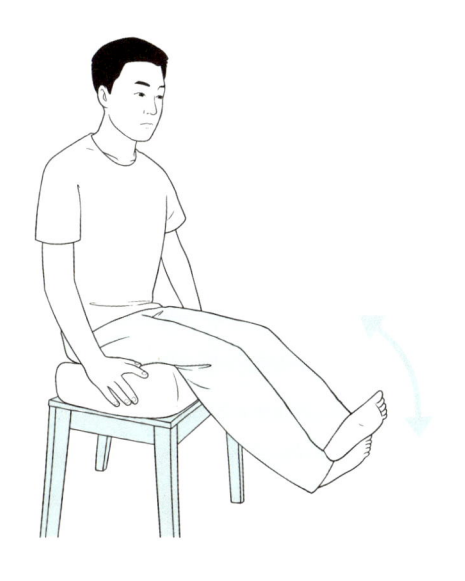

第二个动作更适合年长的老年人。您可以拿一个枕头或被子卷成卷，垫在腘窝这个位置，让脚悬空，然后在椅子上进行上下摆动或前后晃动。这两个动作都能有效延长膝盖的使用寿命。

多练习这两个动作，就能帮助保护您的膝盖。

跑马拉松，赛前的准备很关键

马拉松是一项极具挑战性的运动，每年全国很多城市都会举办不同类型、不同形式的马拉松比赛，很多业余长跑爱好者都会参与，出于健康考虑，参赛者需要在赛前做好充分的准备工作，以保证比赛安全进行。

● **赛前的确认事项**

参赛者需要确认自己的身体状况是否适合参加马拉松，如果有任何慢性疾病（高血压、高血糖、心脏病等）或出现近期受伤的情况，建议在赛前咨询医生的意见，马拉松是长时间高耗能运动，慢性病患者参加存在一定的风险。

赛前还要检查自己的跑步装备是否齐全且状态是否良好，包括跑鞋、运动服装、腰包、手表等。特别是跑鞋，需要确保它们舒适、合脚，并具有良好的缓震性能。

● 赛前准备工作

制订训练计划。在赛前几个月内,制订一个系统的训练计划,包括每周的跑步里程、速度训练、力量训练以及休息日等。通过逐步增加训练量,提高身体的耐力和适应性。同时,提前熟悉比赛路线,制定合适的比赛策略。

调整饮食。合理的饮食对于马拉松比赛至关重要。在赛前,参赛者需要增加碳水化合物的摄入,为身体提供足够的能量。同时,注意补充蛋白质、脂肪、维生素和矿物质等营养素,保持身体的营养均衡。

充分休息。充足的睡眠是恢复体力、提高精神状态的关键。在赛前一周,尽量保持良好的睡眠习惯,避免熬夜和过度疲劳。

准备补给品。根据比赛路线和补给点位置,准备适量的补给品,如运动饮料。这些补给品在比赛中能够及时为身体提供所需的能量和电解质。

调整心理状态。马拉松比赛不仅是对身体的挑战,还是对心理的挑战。在赛前进行心理调适,保持积极的心态和自信心,对于应对比赛中的困难和挑战至关重要。

跑马拉松前需要确认的事项和准备工作是多方面的。通过充分的准备和调适,参赛者可以更好地应对比赛中的挑战,享受马拉松带来的乐趣。对于比赛,我们更要明确一个原则,即量力而行,在比赛中出现任何的身体不适,要第一时间停止比赛并向工作人员说明、求助。

运动后，肌肉酸痛、腿脚酸痛怎么办

很多人刚刚开始运动时，会出现运动后肌肉酸痛、腰腿酸痛甚至脚底疼痛的症状，这些症状的发生可能有多种原因，比较常见的是缺乏合理的拉伸，这也是新运动者容易忽略的问题。

● **拉伸可以有效缓解运动后的肌肉酸痛**

拉伸在运动中扮演着至关重要的角色，如果进行跑步、游泳等有氧运动，运动后需进行全身性的拉伸。

对于一些力量训练，如举重、俯卧撑，运动后需要针对相应肌肉部位进行拉伸。

运动后，肌肉往往处于疲劳和紧张状态，适当的拉伸可以有效缓解这种紧张，促进肌肉恢复。拉伸可以预防运动损伤，降低肌肉拉伤、关节扭伤等风险。正确拉伸也能提高运动效果，有助于肌肉放松,从而提高运动时的灵活性和协调性。

● 运动时脚底板疼痛是怎么回事

走路或运动时脚底板疼痛可能由多种原因引起。

过度疲劳:长时间走路或剧烈运动会使脚底肌肉疲劳,导致乳酸堆积,从而产生疼痛。特别是当个体没有足够休息或调整步伐时,疼痛可能会加剧。

足底筋膜炎:足底筋膜炎是一种常见的足部疾病,由足底筋膜受到反复牵拉或局部外伤引起。这种无菌性炎症会导致足底疼痛,在长时间站立或行走后则更为明显。

骨刺:骨刺通常是由于关节老化、异常受力或反复刺激形成的。当骨刺压迫到神经或组织时,会引起疼痛、麻木和肿胀等症状。在行走时,跟骨与附着处的骨质相互摩擦,可能会加重疼痛。

慢性劳损:由于人体全身的重量都落在脚部,脚底的软组织长时间受到挤压,可能会出现慢性劳损。这种劳损会激发炎症和缺血,进一步加重损伤,导致炎症长时间不愈。

其他原因:除了以上常见的原因外,脚底板疼痛还可能由其他因素引起,如韧带损伤、扁平足、高足弓、鞋子不合适等。

运动后,为了缓解肌肉酸痛、肢体酸痛,需要劳逸结合,避免一下提高运动量,应适当休息和拉伸。如果一段时间内,以上症状得不到缓解,要及时就医检查和治疗。

运动扭伤脚，
如何处理好得快

脚扭伤是一个常见的现象，但许多人在处理时却会犯错误。这些错误往往导致一些人出现习惯性扭脚的情况。更有些人会在右脚扭伤后不久，左脚也遭遇扭伤。这背后的原因是什么呢？

● **避免习惯性崴脚**

首先，脚踝扭伤后，如果初期仅出现轻度肿胀和疼痛，但未被重视，继续进行正常运动和生活，可能会导致韧带松弛或关节畸形愈合。想象一下，皮筋原本有很好的弹性，但反复拉扯后，弹性会变差。脚部的关节韧带也是如此。因此，当脚扭伤后，即使没有明显骨折，也应考虑去医院咨询医生。医生可能会建议扭伤者打石膏进行固定，以促进康复。

为什么有人会在右脚扭伤后短期内也扭伤左脚？这涉及运动医学的原理。当右脚受伤后，人们往往会不自觉地将身体重量转移到左脚上，导致左脚踝承受更大的重力负荷，从而增加扭伤的风险。

● 脚扭伤后要重视，这样处理才安全

脚扭伤后，不要惊慌，如何快速消肿并妥善处理，是许多人关心的问题。在生活中或运动中，如果不慎崴脚，即使经过检查发现骨头、肌肉、韧带和肌腱没有大问题，肿胀也依然可能持续一段时间。这时，正确的处理方法显得尤为重要。

首先，崴脚后千万不要去揉，也不要用热水去敷。在扭伤后的48小时内，应该使用凉水进行冷敷。这是因为冷敷有助于血管收缩，减少血液渗出，从而起到止疼消肿的作用。过了48小时的急性期后，可以改用温水进行温敷，以促进血液循环，帮助消肿。同时，抬高患肢也是非常重要的。将受伤的脚抬高，有助于促进血液回流，进一步减轻肿胀和疼痛。无论是冷敷还是温敷，都应持续进行一段时间，直到肿胀和疼痛明显减轻。

如果扭伤严重，或者疼痛、肿胀持续不减，建议及时去医院就诊。医生会根据具体情况给出专业的诊断和治疗建议。

此外，有一个小窍门可以帮助快速消肿，那就是使用土豆片进行外敷。土豆片中的成分有助于减轻肿胀和疼痛，对于崴

脚后的恢复有一定的帮助。同样，对于老年人在输液时皮肤出现的跑液和青紫，也可以使用土豆片进行外敷，以加速消肿。

总之，脚扭伤后的正确处理方法是关键。有些人会尝试通过揉或烫来缓解疼痛，但这是不正确的。因为不知道扭伤部位是否有骨折或其他严重情况，盲目揉或烫可能会加重损伤，甚至导致骨折移位和水肿加重。因此崴脚后不要盲目揉搓，更不要随便去街边的"按摩店""正骨馆"处理。

初次滑雪的注意事项

滑雪是一项既好玩有趣又利于健康的运动，大家在享受滑雪乐趣的同时，也要注重安全，保护好自己。在这里提醒大家，滑雪不同于日常普通的体育锻炼，它对安全性和专业性的要求都非常高。尤其是初学者，一定要牢记以下几点。

首先，不要一个人外出滑雪，一定要有人陪同，最好是有专业人员的保护和指导，这样可以避免受伤。

其次，滑雪前务必做好热身运动。因为滑雪场的气温较低，身体容易发僵发冷，如果肌肉没有充分活动开，滑雪运动很容易造成肌肉和韧带的拉伤。关于热身，可以选择在雪场外面慢跑，直到身体微微发热出汗为止。

最后，滑雪是一项高消耗的运动，进行前一定要补充能量。最好吃一些高能量的食物，如蛋糕、牛肉干、巧克力等来补充体力。初学者应该在平地先练习，学会走再滑，由易到难，由初级到高级，切记不要逞能。

滑雪时不怕摔，就怕撞。由于滑雪时速度很快，如果不慎发生碰撞，可能会给身体造成严重伤害，如挫伤、下肢骨折，甚至可能导致颅脑损伤，危及生命。

当控制不好速度或身体失去平衡时，一定要学会正确的摔倒方式。具体做法：在摔倒之前，身体快速下蹲以降低重心；倒地时背部向右侧后方坐下，臀部和大腿一侧触及雪面，头部向上，保持侧身姿势；倒地后尽可能举起双脚，两个手臂展开，使滑雪板和雪杖远离地面。这样可以有效地减少损伤。

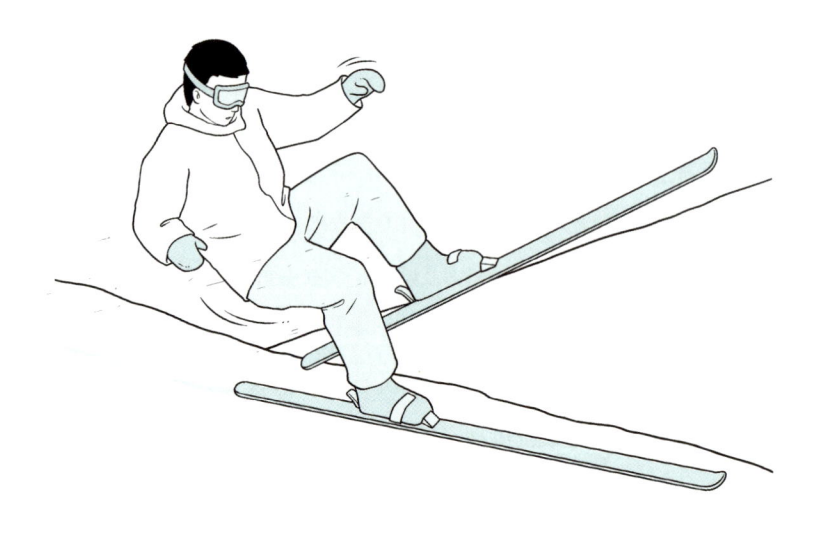

习惯篇

开车出行，这样带孩子更安全

我给大家讲述一个真实的故事。一天，我正好在抢救室值班，突然，抢救室的门被急促地推开，一位车祸伤者被紧急送来。这是一起单方事故，小轿车在拐弯时撞到了树，受伤的是一家四口：4岁的小女孩与她的父亲、母亲和姥姥。当时，孩子的伤势最为严重。母亲撕心裂肺地喊着，请求我们救救她的孩子。孩子的父亲也在焦急地催促，甚至带有一丝责怪。然而，当我们看到孩子时，她的情况已经让我们感到绝望。孩子的心电图已经呈现直线，颅脑损伤严重，颅骨已经凹陷。我们尽力抢救，但内心清楚，这很可能是无效的。然而，我们仍不愿放弃，希望能给这家人一丝安慰。我记得孩子的母亲头部也在流血，但她拒绝了我们的包扎，双手紧紧捧着孩子的头，仿佛想用自己的力量唤醒她。我能感受到她已经知道孩子的情况，但无法接受这个残酷的现实。

车祸发生时，这个4岁的小女孩正坐在后排座椅上玩耍，结果被甩到前方，头部撞到了车内的摆件上，造成了致命的伤害。孩子的父亲因为有方向盘保护，伤势相对较轻；孩子的姥姥和母亲虽然也受伤，但并不致命。经过半个小时的抢救，我不得不做出那个艰难的决定。当我告诉这家人孩子已经离世时，我能感受到他们的绝望和悲痛。这是一个无法挽回的悲剧，但我们仍希望他们能从中找到一丝勇气和力量，继续前行。

● **正确使用安全座椅**

儿童安全座椅是确保孩子乘车安全的重要设备，那么如何更安全地使用安全座椅？下面是一些注意事项。

1. 安装时，要严格遵循使用说明书，避免遗漏任何重要步骤或零件。安装完成后，应上下左右用力摇晃，检查座椅是否稳固。

2. 儿童安全座椅一定要安装在车辆的后座，避免将其放在前座。

3. 检查安全带是否适当地穿过孩子的肩膀和大腿，并确保其紧固在正确的位置。

4. 不要在孩子和安全座椅之间加入额外的垫子、毛毯等物品，以免影响座椅的安全性能。同时，也不要在安全座椅周围摆放摆件。这些摆件可能会分散孩子的注意力，孩子会乱动，摆件也可能在车辆行驶过程中发生移动或掉落，对孩子造成伤害。

5.定期检查安全座椅的安装情况，包括安全带是否紧固、座椅是否稳固等。如果座椅有破损，应及时修补或更换。

● 夏天不要把孩子单独放在车里

夏天是特别热的季节，我们都知道，小孩子身体还没发育完全，所以他们比大人更容易受到高温的影响。夏天的阳光非常猛烈，车子就像一个烤箱，里面的温度会迅速升高。小孩子在这样的高温下，很快就会中暑。中暑不仅会让他们的体温升高，还会让他们失去很多水分。如果得不到及时治疗，他们可能会受到严重的伤害，甚至可能会死亡。

即便车里开了空调，把小孩子留在车里也很危险。如果空调只开内循环模式，车里的空气就不会和外面的新鲜空气交换，尾气里的有害气体，比如一氧化碳和二氧化硫，可能会随着空调的风进入车里，让孩子中毒。

静脉曲张对久坐久站
人群的慢性伤害

有一则令人震惊的报道,一位年轻的女记者在崴脚后十二天不幸身亡。这背后的原因是她崴脚后下肢肿胀,深静脉血栓脱落,最终导致了肺栓塞。这样的案例在临床中并不罕见,尤其常见于长期卧床、骨折或骨折术后的人群。这些人由于长时间不活动,下肢容易出现深静脉血栓,表现为一条腿粗一条腿细,并伴有肿胀和疼痛。当这些患者下地活动时,血栓可能突然脱落,堵塞肺动脉,进而引发肺栓塞,甚至导致死亡。

在生活中,静脉曲张是一种较为常见的血管疾病,在一些特定的人群中更为普遍。

长期久坐或久站的人:如教师、医生、护士、销售人员等,由于长时间保持同一姿势,下肢静脉血液回流受到阻碍,容易导致静脉曲张。

吸烟、喝酒的人:这类人群容易患高血压、高血脂等疾病,这些疾病会破坏血管结构，减弱血管壁弹性，从而增加患静脉曲张的风险。

中老年人：随着年龄的增长，肌肉逐渐松弛，收缩力度减弱，静脉壁及瓣膜可能出现退行性病变，导致瓣膜功能不全，静脉血液回流不畅，进而引发静脉曲张。

孕妇：妊娠期间，血容量增加，子宫增大压迫下肢静脉，导致静脉内压力增高，血液回流困难，容易发生静脉曲张。

肥胖者：肥胖者的下肢静脉瓣承受的压力较大，加上缺乏运动，静脉回流不畅，容易患静脉曲张。

为了预防这种情况，我们日常可以采取一些简单的动作来促进下肢血液循环，防止血栓的形成。对于长期坐立的人，建议经常活动下肢，例如坐在椅子上模拟蹬自行车的动作，或者伸直脚并向上勾脚。此外，活动关节也是不错的选择。

对于需要长时间站立的教师、护士等职业者来说，在站立时，可以交替将身体的重心从一只脚移到另一只脚，让一只脚保持休息状态。休息时，可以活动双腿，促进血液流动。

急救篇

极端天气怎么办

在夏季,有时会遇到连续几日的暴雨或者台风,在这样的极端天气下,除了关好门窗、不外出以外,还有很多细节需要注意。

● 遇到暴雨怎么办

暴雨期间尽量不要外出,如外出时遇到暴雨,应尽可能地绕过积水严重的地段,并注意观察,贴近建筑物行走,下雨时地面可能积水严重,不注意很容易跌入窨井、地坑等地面凹陷处。暴雨时,一定要避免骑自行车、电动车,以防摔跤,车子也可能陷入地面凹陷处。

在室内,提前关闭煤气阀和电源总开关,防止事故发生。在家门口放置挡水板、堆置沙袋或堆砌土坎,预防住房发生小内涝。如果发现室外积水漫入室内，应立即切断所有电源，防止积水带电伤人。如果暴雨出现在夜间，要提防、远离年久失修的旧房屋，防止房屋倒塌伤人。

● 淋雨后怎么办

1. 雨天外出应尽量减少淋雨和在水中浸泡的时间，如果被雨水浸泡，回家后及时淋浴，使用带有杀菌作用的沐浴液。

2. 回家后及时脱掉被雨淋湿的衣服，清洗时要用消毒液彻底浸泡。如果贴身的内衣、内裤被雨水淋湿，要用专门的护理液清洗下体。

3. 雨水中的真菌等微生物较多，蹚水后应该用干净的温水彻底清洗身体。

4. 淋雨后应适当地多喝一些温水。

● 遇到台风怎么办

遇到台风天气必须避免外出，外出时要远离广告牌、玻璃幕墙、大树，防止其突然倾倒被砸伤。汽车最好停在室内停车场，或者空旷的停车场，同样远离茂盛的树木和广告牌下。

台风季节来临时，要提前收听、收看有关媒体对台风的报道，了解台风的最新情况，密切关注台风动向。提前准备好手电筒、食物、饮用水及常用药品,检查门窗是否坚固,取下悬吊物、易落物。在家时要关好门窗,将放置在阳台的花盆、雨篷等进行检查和加固,防止被风刮落。台风天气注意检查电路、炉火等设施是否安全,关闭电源总开关。

● 一定要重视预防传染病

极端天气(如暴雨或者地震)后,水源很容易被污染,很多传染病可以通过水源传播,所以不要喝生水,尽量喝相对清洁的水,比如密封桶装水、瓶装水或烧开后的水。不吃腐败变质或被污水浸泡过的食物,因为上面附着了很多微生物,不能再食用。雨后应尽快处理环境卫生,避免滋生蚊蝇及细菌。外出时要严格佩戴口罩,尽量避免大范围人群聚集。

中暑怎么办

中暑在炎炎夏日普遍发生，但如果严重起来，也是要人命的。以下是我曾接诊的两个病例。

第一个病例，一个35岁的年轻男性，他在建筑工地上工作时突然晕倒。我们迅速将他送至医院急诊室。当时他极度躁动，心率超过140次/分，体温高达40℃，血压和血氧都极低，心肌酶水平异常高，还伴有血气分泌异常和大小便失禁等症状。经过ICU的紧急治疗，他最终转危为安。第二个病例，一名78岁的老年男性在田间劳作时突然晕倒，但并未被及时发现。送至我院时，他脸色惨白，大量呕血呈泡沫状，同时大小便失禁，血压无法测得，体温超过41℃，血氧极低，心肌酶极高，心电图异常，血气异常，电解质紊乱，并出现多功能脏器衰竭。当时他的心率从130多次/分瞬间降至34次/分，最终抢救无效死亡。

● 后果严重的热射病

中暑作为夏日的高发疾病,死亡率极高。体温超过 40℃的为严重中暑,死亡率高达 41.7%;而体温超过 42℃时,病死率高达 81.3%。中暑的症状多种多样,轻度称为先兆中暑,表现为口渴、头痛头晕、食欲不振、出汗无力、恶心欲吐等。而重度中暑则包括热痉挛、热衰竭和热射病。

热射病到底有多危险?热射病是致命性的急症,患者严重时会出现多功能脏器衰竭、心脏骤停等症状而抢救无效死亡。热射病分为劳力性和非劳力性两种。劳力性热射病主要发生在高温下活动者身上,如长跑运动员或长时间高温作业者;非劳力性热射病则常发生在高温环境下体温调节功能有障碍的老年人身上,尤其是长期卧床有肌肉疾病的老人身上。本文上面提到的两个案例均属于热射病。

● 中暑的预防

中暑的预防措施包括多喝水来补充水分和盐分,可以饮用含电解质的运动饮料;保持充足的睡眠,避免长时间户外劳作,或者在户外劳作时采取防暑措施,比如及时喝水,按时去通风阴凉处休息,穿透气的长袖长裤,避免在一天温度最高时劳作。同时,也要避免从低温环境(如空调房)直接进入高温环境劳作。在高温环境下要勤洗手、洗脸来降温，再次强调，不要将儿童单独留在车内。

● 中暑的急救措施

1. 停止活动，并在凉爽、通风的环境里休息。

2. 脱去多余或者紧身的衣服。

3. 物理降温（用湿凉的毛巾放在患者的头部和躯干部以降温，或将冰袋置于患者的腋下、颈侧和腹股沟处）。

4. 严重者的肌肉会因热射病不自主地抽搐，发生这种情况时不要在患者的嘴里放任何东西，不要刻意束缚其抽搐的肢体，可用软物垫在病人身下，如果患者发生呕吐，请将患者的头偏向一侧以确保其呼吸道通畅，防止误吸。

5. 无论症状轻重必须及时就医。

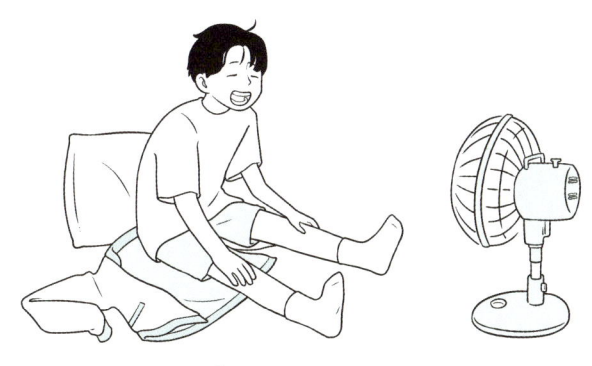

中暑后要及时降温

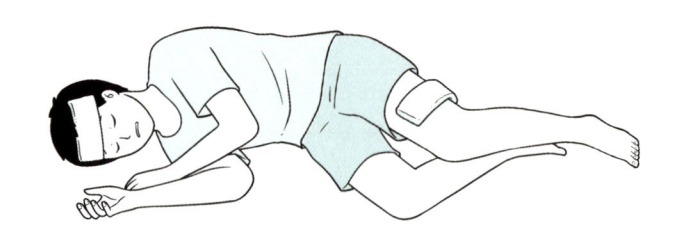

头部和四肢是用湿毛巾降温的重点位置

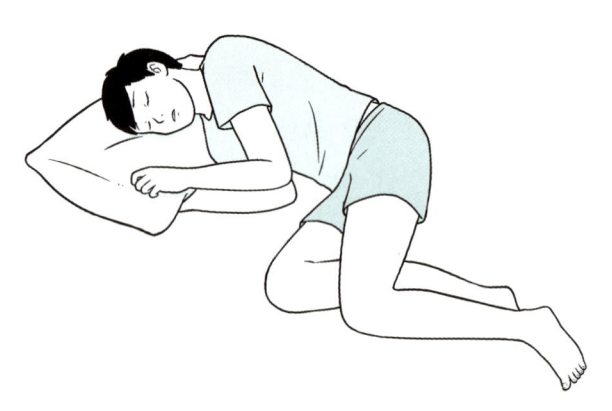

如果患者出现抽搐，及时用枕头等物品垫好，防止患者受伤

冻伤怎么办

冻伤又称为冻疮,是由寒冷潮湿作用引起的人体局部或全身损伤,常发生在肢体的末梢和暴露的部位,如手、足、鼻尖、耳边、耳垂和面颊部。冬季天寒地冻,长时间在室外停留,很可能被冻伤。在此提醒大家,一定要注意保暖,不要长时间在户外停留。

冻伤的早期治疗包括用衣物或温热的手覆盖受冻的部位,使之保持适当温度,以维持足够的供血以及恢复血液循环,防止进一步的冷暴露。

● **如何预防冻伤**

1.注意锻炼身体,平时多用冷水洗脸、洗手,提高皮肤对寒冷的适应力。

2.注意保暖，保护好易冻部位，如手、足、耳朵等处，要注意戴好手套、耳罩，穿厚袜、棉鞋等。鞋袜潮湿后，要及时更换。平时经常揉搓这些部位，以加强血液循环。

3.在洗手、洗脸时不要用碱性太强的肥皂，以免刺激皮肤。洗后，可适当涂抹一些润肤霜、甘油等油质护肤品，以保持皮肤的润滑。

4.饮食上增加营养，保证机体足够的热量供应，增强抵抗力。

● **户外如何避免和预防低体温**

冬天如果要进行户外运动或者长时间在室外游玩，一定要先看天气预报了解当天的天气情况，其次要随身携带一些防冷保温（如防潮垫）的物品，学会处理一些轻的外伤，准备足够的能量补给（如巧克力、坚果等）。如果遇到下雨下雪衣服被淋湿，一定要及时回室内更换干爽衣物或者吹干衣物。

户外溺水怎么办

溺水事件年年频发,但网传的一些急救方法,如首先进行控水,其实是错误的。控水法不仅无效,还浪费时间,因为它只能控出胃内的少量水,无法真正缓解梗阻性窒息。

● 溺水后千万不要控水

以下是两个关于溺水的案例,带来的教训异常沉重。一个是15岁的孩子,他和朋友们在公园玩耍时不慎跌入湖中,尽管好心人迅速施救,但孩子仍失去了生命体征。施救无效的根本原因是方法错误,在施救过程中,有人采用了倒挂控水法,试图通过倒挂来排出孩子体内的水。但这种方法是错误的,无法排出溺水者肺中的水,而溺水导致的梗阻窒息会使肺部气体无法交换。

另一个案例是一位60多岁的老人,他在户外游泳时突然溺水,一旁的女儿发现后及时呼救并将父亲救上了岸。在拨打急救电话的同时,她立即开始为父亲进行心肺复苏按压。她的及时施救为医生争取了宝贵的时间。急救医生到达后,继续进行了高质量的心肺复苏,并将老人送往抢救室进一步治疗,最终老人得以幸存。

这个案例的关键在于,老人的女儿在第一时间采取了正确的急救措施——心肺复苏按压。一旦心脏停止跳动,大脑将在4分钟内开始不可逆的坏死,女儿通过按压确保老人的心脏继续泵血,使老人全身各脏器的运行得以维持,为后续的抢救赢得了宝贵的时间。

● 发现有人溺水怎么做

当溺水者出现无呼吸或无自主呼吸、无意识时,应立即进行心肺复苏按压。但与其他心脏骤停患者不同,溺水者的急救应遵循"ABC原则",即A开放气道,B清理呼吸道,C进行五次吹气。

溺水者被救助上岸后,我们应首先确保现场环境安全,然后迅速接近溺水者并对其进行拍打、呼喊,观察其是否有反应。如患者有反应,说明有意识,我们应清理其口腔异物并陪伴,等待急救医生到来。如患者无意识,我们应迅速寻求帮助,如拨打120并获取最近的AED(Automated External Defibrillator,

自动体外除颤器）。

接下来，我们需观察患者的胸廓起伏情况，持续 5 ~ 10 秒钟。如患者无意识且胸廓无起伏，即无呼吸时，我们应迅速为患者开放气道，清理其口鼻异物，进行 2 ~ 5 次吹气，然后进行心肺复苏。在按压时，应找到两乳头连线的中点处，按压深度 5 ~ 6 厘米，频率每分钟 100 ~ 120 次，按压 30 次后吹气两次。随后重复压额、抬颌、捏鼻孔、嘴包嘴吹气的动作，直至患者恢复意识或找到 AED 及急救医生的到来。

● 小心隐匿性溺水

家长们需要格外警惕"隐匿性溺水"，危险且非常容易被忽略。如果孩子在游泳后回来出现气急痰多，伴有轻微的咳嗽和发烧的症状，那就需要小心了。这可能是因为孩子在游泳时不慎呛水，导致了隐匿性溺水，也被称为迟发性溺水。这种情况通常是因为游泳时水进入肺部，影响了肺部的气体交换，从而引发气急痰多的症状。

一旦发现孩子出现这种情况，请立即带孩子去医院就诊。在就医时，请务必告知医生孩子的游泳史，以便医生能够更准确地判断病情并给出适当的治疗建议。千万不要因为疏忽大意而延误治疗，这可能会对孩子的心肺功能造成不良影响。

踩踏事件发生
怎么办

踩踏事故可能会造成多人伤亡，当面对可能发生的踩踏事故时，学会自救技巧至关重要。只有这样，意外发生时，我们才能保护自己的胸腔和腹腔。

在站立的情况下，我们可以采取以下措施来保护自己：首先，将一只手放在胸前，用这只手固定并支撑身体，这样可以帮助我们保持平衡，并防止被人群过度挤压；其次，另一只手可以放在身体侧面，关节微微弯曲，以提供额外的支撑。虽然后面可能有人推挤，但通过这种姿势，我们可以保持与前面人的相对距离，确保自己有足够的空间进行呼吸。

如果不幸被挤倒，我们应该迅速采取保护姿势：尽量缩成一团，一只手挡在头部前方，以保护头部免受伤害；另一只手则护住胸部和腹部，以减轻可能受到的外力冲击。保持这样的姿势，可以最大程度地降低内脏损伤的风险。

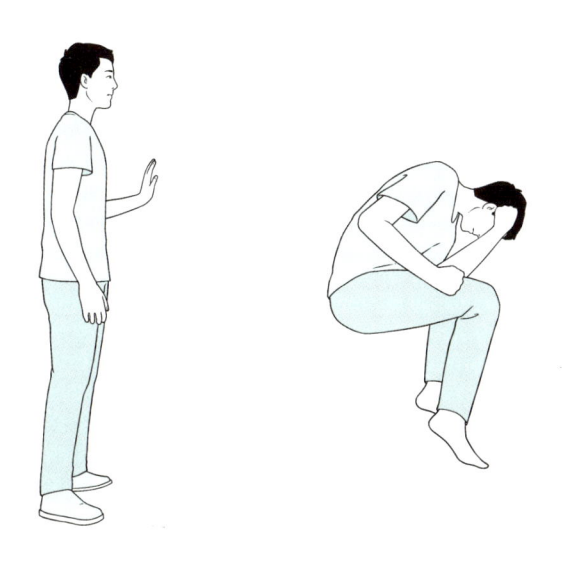

如果在人群中感觉到很难呼吸，可以尝试深呼吸和慢呼气来放松身体，这有助于缓解紧张情绪并改善呼吸状况。如果你感到被挤压，可以尝试抬起手臂并放在身体两侧，以增加胸部空间，有助于呼吸。

如果你感到情况严重，可以大声呼喊或向周围的人发出求救信号。他们可能会帮助你找到更安全的位置或寻求救援。还有很重要的一点，就是保持冷静。过度恐慌只会加剧你的呼吸困难和紧张情绪，保持冷静寻找出路才是关键。

被动物咬伤怎么办

在公园、在郊外时，我们难免碰到小动物，但很难确定这些动物是否善意。较为常见的是猫、狗、蝙蝠、蛇。在户外，我们应该注意自己的安全，避免与不熟悉的家养宠物或野生动物接触，无论是被咬伤还是抓伤，我们都应该尽快采取措施进行处理。对于家养宠物，我们也应该定期为它们接种疫苗，以降低它们感染狂犬病的风险。

● 被猫狗咬伤会得狂犬病吗

狂犬病是一种极其痛苦且致命的疾病，患者在整个发病过程中都保持清醒，他们的全身肌肉会不断抽搐、收缩和痉挛。这些痉挛不仅会导致肌肉损伤和断裂，还可能导致骨折。最终，当呼吸肌和膈肌发生痉挛时，患者会因窒息而死亡。这种疾病的致死率几乎高达 100%，令人触目惊心。我们来深入了解一下狂犬病。

我们需要明确的是，狂犬病的典型症状包括畏光、怕水，甚至听到水龙头的声音都会感到恐惧。随着病情的发展，患者会出现咀嚼肌和面部肌肉的痉挛，导致张口困难。接着，四肢肌肉也会出现痉挛和抽搐。最终，膈肌和呼吸肌的痉挛会导致窒息死亡。

● 人被咬伤，是否需要接种狂犬疫苗

人被咬伤后，是否需要接种狂犬疫苗呢？一般来说，除非咬人者是动物或狂犬病患者，否则被咬者不需要接种疫苗。虽然有一些极其罕见的报道指出，携带狂犬病病毒但未发病的人将器官移植给正常人后，会导致接受者感染狂犬病，但这种情况非常少见。因此，在大多数情况下，人咬人不需要接种狂犬疫苗。

在接种疫苗前，有一个重要的步骤很容易被忽视，那就是用肥皂水冲洗伤口。对于浅表伤口，我们需要用肥皂水反复冲洗 20 分钟，直到皮肤被"冲白"。这是因为猫、狗等动物的口腔中可能含有细菌，容易导致伤口感染。对于较深的伤口，我们应该立即按住并前往医院，由医生进行进一步的冲洗和处理。

对于孕妇、哺乳期的女性和孩子来说，如果没有明确的禁

忌症，被咬伤后都应该接种狂犬疫苗。及时接种疫苗可以大大降低被感染的风险。

● 咬人的猫狗接种过疫苗，还需要打疫苗吗

如果小猫、小狗已经接种过狂犬疫苗，被它们抓伤或咬伤后人是否还需要接种疫苗呢？答案是肯定的，即使动物已经接种过疫苗，被抓伤或咬伤的人仍然需要接种疫苗。不过，在这种情况下，被感染的概率相对较低。

过去有一种"10日观察法"，即被猫狗抓伤、咬伤后，可以先观察猫狗 10 天内是否有异常或生病，但这种方法现在已经不推荐使用。因为狂犬病一旦发病，死亡率极高，所以被抓伤或咬伤后，应尽快前往医院接种疫苗。

● 被蛇咬了可以用嘴吸毒吗

如果在野外露营、爬山等游玩过程中不慎被蛇咬到，一定要冷静，一旦被蛇咬伤，首先确保自己和其他同伴远离咬人的蛇，以防止二次咬伤。接下来，要安慰并稳定被咬伤者的情绪，防止其过度恐慌，同时让其保持静止，避免剧烈运动并进行正确处理。

需要明确的是，虽然用嘴吸毒在某些紧急情况下可能被视

为一种方法，但这并不是值得推荐的做法，因为它存在极高的风险，包括自身中毒。更安全的处理方式是采用以下紧急处理措施。

1. 将受伤部位保持在低于心脏的位置，以降低毒素随血液回流至心脏的速度。例如，如果手部受伤，应让其保持低垂。

2. 在受伤部位近心端（靠近心脏的一侧）用柔软的绷带或布条（如皮筋、布条或袜子）轻轻绑住，以减缓毒素的扩散。注意，这里的"绑"指的是轻柔地固定，而不是用力扎紧，以免导致肢体坏死。绷带或布条的松紧度应以能伸进一个手指为宜。每隔15~30分钟松开绷带1~2分钟，以避免肢体长时间缺血。

3. 在保证安全的前提下，可以尝试用手轻轻挤压伤口周围，同时用凉水冲洗伤口，以稀释和冲洗掉部分毒素。但需注意，切勿用嘴吸吮伤口。

4. 冲洗完毕后，可以用冰块敷在受伤部位周围，以降低皮肤温度，促使血管收缩，进一步减少毒素的回流。

5. 最后，尽快将被咬伤者送往医院接受专业治疗，以确保其安全康复。

被昆虫叮咬、蜇伤怎么办

夏天是昆虫活动频繁的季节,尤其是蜜蜂和马蜂等,它们可能会给户外活动的人们带来不小的麻烦。要特别提醒大家,被不同昆虫蜇伤后,情况可能轻重不一,但都不能掉以轻心。

● 被蜂蜇伤这样做

我曾一天接诊过 13 例被蜂蜇伤的病人,其中有的症状轻微,只是局部红肿疼痛,这种情况一般可以自行恢复。但也有一些病症特别严重,出现全身过敏反应,甚至危及生命。我曾经就接诊过两例被蜂蜇伤导致死亡的案例,这让我感到非常惋惜。这些病人往往是在户外游玩或劳作时不小心被蜇伤的。

当我们不幸被蜜蜂或马蜂蜇伤后,不要做出过激的反应,要仔细观察自己的状态。很多人可能会觉得直接拔出毒刺是理所当然的做法,但实际上,这样做是错误的。拔刺时往往伴随挤压的动作，这可能导致毒刺中的残留毒液再次被挤入体内，进而加重伤势，甚至加速过敏反应的出现。要知道，即使是少量的毒液，也可能对身体产生严重影响。去除刺的正确操作是用卡片反向刮除或者用针挑出。

被蜇后出现严重反应，如呼吸困难、喉咙发紧、大片皮疹、大小便失禁等症状，一定要立即就近就医，千万不要拖延，这些症状可能是全身过敏反应的征兆。过敏休克的发展速度非常快，一旦错过最佳抢救时间，后果将不堪设想，有可能导致喉头水肿、窒息等严重后果，危及生命。

在大多数情况下，被蜂蜇伤后可能只是局部出现红肿和疼痛。对于蜜蜂蜇伤，可以用肥皂水冲洗伤口，因为蜜蜂的毒液呈酸性，肥皂水可以中和其酸性，减轻症状。而对于马蜂蜇伤，由于马蜂的毒液呈碱性，因此应该用醋来冲洗伤口，以中和其碱性。

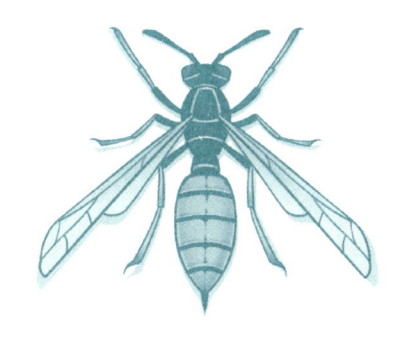

当然，如果没有肥皂水或醋，也可以用凉水冲洗伤口，这同样可以缓解疼痛，减轻局部炎症反应。但请记住，这些只是初步的应急处理措施，如果出现严重过敏症状，务必及时就医。

● 简单两步缓解蚊虫叮咬

当我们被蚊虫叮咬后，如果局部出现发红、发肿和痒的情况，而且离医院较远，可以用以下两个简单的步骤来快速消肿止痒。

首先，许多昆虫的口器里分泌的是酸性物质（马蜂的毒液是碱性的），这会导致皮肤发痒和发红。为了中和这种酸性，我们可以使用肥皂来涂抹叮咬的部位。记得涂抹的面积要稍微大一些，以确保酸性物质被完全中和。

接下来，找一瓶凉的矿泉水，将其贴近被叮咬的部位。这样做可以收缩血管，防止炎症扩散，并起到消肿的作用。

请记住这两个步骤：<u>涂肥皂和用凉的矿泉水瓶贴近皮肤</u>。这两个方法对于处理户外常见的蚊虫叮咬非常有效。然而，如果叮咬后局部的红肿范围在短时间内迅速扩大，或者出现严重的肿胀，甚至伴有乏力或高烧等症状，这可能是更严重的过敏反应或感染。在这种情况下，请不要拖延，<u>应立即前往医院接受专业治疗</u>。

在外突发胸痛怎么办

我曾接触一个关于胸痛的紧急病例。患者突然胸痛，随后拨打了急救电话。急救人员到达现场后，发现患者的十指和脚趾都被扎破放血，但患者已经失去呼吸和生命体征。询问家属后得知，家属之前曾听说胸痛时可以通过十指和脚趾放血的方法来缓解心脏不适，结果尝试后患者突然失去意识。

还有一个类似的病例。一名中年男性突发胸痛、呼吸困难、憋气和大汗，拨打急救电话后，我在电话里指导他安静地靠着或躺着，不要用力活动，等待急救人员。然而，当急救人员到达现场时，他已倒在电梯间内，不幸去世。家属表示，患者之前听信网上的建议，认为突发胸痛时可以通过用力捶打胸口或做深蹲起跑动作冲开被堵塞的血管，结果却导致了悲剧。

胸痛的原因有很多，常见的有心肌梗死、气胸、主动脉夹层等，甚至一些呼吸系统疾病都会引起胸痛。心脏缺血往往会引起胸痛，而心脏缺血最常见的原因就是血管狭窄或者堵塞，导致心肌梗死，如果不能正确地处理，会危及生命。以心肌梗死为例，胸痛通常表现为压榨性，患者有憋气、大汗和肩膀疼痛的症状，有时还可能伴有牙痛或胃部不适。一个典型的特点是，在活动后症状会加重。如果突发胸痛或憋气，切记不要用力活动或刺激患者，因为这会增加心肌耗氧量，可能加速死亡。

● **出现胸痛的时候应该怎么办**

1. 等待期间可以吃药缓解症状。

2. 患者如果有既往心绞痛病史，在血压、心率正常，无青光眼、未饮酒的情况下，应立即在舌下含服硝酸甘油。

3. 如果患者既往无消化道溃疡和出血倾向，应立刻嚼服阿司匹林3片（300毫克）。

4. 患者不可用力活动，可以平躺，可以半卧，选患者自觉舒服的姿势即可。

5. 如果患者昏迷，不可口服药物，以免误吸，同时拨打急救电话，静候救援。

● **应对胸痛，这些方法是错误的**

错误方法一：用力咳嗽

用咳嗽治疗的方法是在特定场景下才可以使用的。如心脏病发作的患者在医院里,在心电监护下,医生会通过心电监护等仪器时刻监测患者的心电活动变化,一旦出现问题,医生会让患者咳嗽,来使其心电变化。但是咳嗽需要用力,患者可能会出现室颤——室颤是致死性的心律失常。一旦出现室颤,医护人员会立刻进行电除颤。如果患者心脏病发作,不是休息而是用力地咳嗽,就会增加心脏的负担,增加心肌耗氧量,这样反而可能会加重患者的病情。

错误方法二:用力按压穴位

心脏病引起的胸痛是因为供应心脏血液的血管变得狭窄甚至阻塞,疼痛还会加速本已生病的心脏的跳动,加重病情,危及生命!用力地按压穴位就会疼痛,疼痛就会产生刺激,导致血流加速、增加耗氧量、加大心脏的负荷!请记住,心脏病患者出现胸痛的时候不能用力活动,也不能受刺激!

错误方法三:喝口凉水

血管狭窄或者血栓堵塞导致的心肌缺血是引起胸痛的常见原因,我们最终的治疗可能会涉及手术。喝凉水这个方法,没有科学道理。

错误方法四:捶打胸口

捶打会刺激心脏产生疼痛,增大耗氧量,加重病情。

PART 5

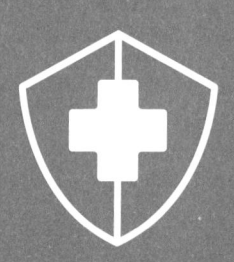

疾病预警

——早知道，早预防

体 验 篇

男女体检，必要检查和无用项目

很多年轻人认为，自己年轻身体基础好，只有中老年人需要重视癌症筛查。实际上，不要因为觉得自己年轻就忽视体检，年轻人同样需要进行防癌筛查。同时，体检并不能完全覆盖所有防癌项目，因此建议大家了解并选择适合自己的防癌筛查项目。

防癌体检对于男士或女士、年轻人或老年人都非常重要。体检时，除了常规项目，还需特别注意一些防癌筛查项目。对于男士，尤其是吸烟者，胸部CT检查应优于胸片，以便更早地发现肺部问题。对于女士，除了常规体检，还应重视两癌筛查，即宫颈癌和乳腺癌的筛查。

在体检过程中，除了常规的血尿便检查、心电图和腹部B超等，还需注意一些特殊项目。例如，肿瘤标志物检查可以帮助发现癌症信号，对于早期发现癌症具有重要意义。此外，胃肠镜检查也是防癌筛查的重要手段，特别是对于胃部和肠道经常感到不适的人群。

同时，触诊也是体检中不可或缺的一部分，包括甲状腺、乳腺和直肠的触诊。这些检查有助于发现潜在的问题，如甲状腺结节、乳腺疾病和肠道肿瘤等。

最后提醒大家在进行体检时，注意穿着方便检查的衣服，尤其是女士，不要穿连衣裙或连体裤等不便于检查的服装。同时，保持轻松的心态，积极配合医生的检查，以便更好地了解自己的身体状况。

● **这些体检项目没必要做**

说到体检，很多人可能都觉得，只要是体检单上有的，或者体检中心推荐的项目，肯定都得做，其实并非如此。下面讲讲哪些项目可能并不需要做，纯粹是花冤枉钱。

首先，我要提醒大家的是，用X光片去筛查肺癌并不是个好方法。很多体检套餐里都包含X光片，但X光的分辨率其实较低，所以检出率并不高。很多时候，X光查出来的肺癌都已经是中晚期了。正确的方法是做胸部螺旋CT，特别是50岁以上的中老年人，或者有肺癌家族史、长期吸烟的朋友们，更应该定期做该类检查。

其次，用CT和红外线去检查乳腺癌也是不必要的。女性体检中的乳腺常规检查是必须的，但并不需要用到CT和红外线。正确的做法是自我检查,加上 B 超或者乳腺钼靶检查。如果需要进一步确认,可以考虑做乳腺核磁。

关于胃癌的筛查,有些体检中心会推荐做胃癌化验指标检查,其实这个检查并不能准确诊断胃癌。要想查胃癌,还是得靠胃镜。

PET-CT(正电子发射计算机断层显像)虽然是目前最高端的医学影像设备之一,但因为费用昂贵,并不适合作为普通检查项目。对于癌症的筛查,低剂量 CT 是一个更经济有效的选择。当然,PET-CT 对于已经患有癌症的患者来说,可以用于进一步检查,确定体内癌细胞是否有转移。

彩超查前列腺癌的检出率其实很低。正确的做法是做前列腺特异性抗原(PSA)检查。特别是 50 岁以上的男性,或者有前列腺癌家族史的人,建议定期复查。

以下是男士和女士分别应做的体检项目和体检前的注意事项。

	女性体检项目	
1	盆腔 B 超	查子宫附件
2	乳腺 B 超	排除早期乳腺疾病
3	甲状腺 B 超和甲功五项(血)	
4	宫颈癌检查 TCT、HPV	

（续表）

	女性体检项目	
5	肿瘤标记物（女肿标）	筛查癌症（CA125、CA199、AFP 等）
6	血尿常规、血生化、胸 CT	

	男性体检项目	
1	胸 CT	排除早期肺癌
2	腹部 B 超	肝、胆、胰、脾、肾、前列腺
3	甲状腺 B 超、甲功五项（血）	
4	血常规、生化全项	肝功、肾功、血糖、血脂等
5	肿瘤标记物（男肿标）	CEA、AFP、CA199、CA724、PSA

	体检前建议	
1	体检前 3 天	不要喝酒
2	体检前 1 天	不要吃过于油腻的食物
3	体检当天早晨	不要吃、不要喝、要憋尿（憋尿后膀胱充盈了，B 超看得清楚）

(续表)

	体检前建议	
4	查尿	接中段的尿更准确
5	照胸片/胸CT	提前摘除金属饰品,不可佩戴金属饰物。女性不要穿带钢圈的内衣

	其他建议
1	不要拒绝直肠指诊
2	建议:45岁以上的朋友,1年或者2年要做一次胃镜和肠镜
3	普通人:一年安排一次体检

孩子体检，这两项检查不用跟风做

给孩子查微量元素和骨密度，是许多家长常常会考虑的检查项目。然而，这两个项目是否真的必要，又是否靠谱呢？

微量元素检查。有些家长希望通过这种方式了解孩子是否缺乏某种微量元素，以便及时补充。但早在多年以前，国家卫健委就已经叫停了针对儿童的微量元素检查。这是因为微量元素在人体内的分布和代谢是一个复杂的过程，仅仅通过一次简单的检查，很难准确判断孩子是否缺乏某种元素。更何况，孩子的饮食、生活习惯等因素都会影响微量元素的摄入和代谢。除了微量元素，很多家长还有一个误区，就是通过查血钙来判断孩子是否缺钙。其实单凭血钙这一项检查是不够的，还需要结合血磷和碱性磷酸酶等指标来综合判断。

骨密度检查。这个检查项目主要用来评估骨骼的健康状况，对于中老年人来说，确实有一定的参考价值。但是，对于正处于生长发育期的孩子来说，骨密度检查可能并不适用。因为孩子的骨骼是在不断生长和发育的，骨密度变化也是正常的生理现象。而且，过度关注骨密度，甚至盲目补钙，反而可能对孩子的骨骼发育造成不良影响。

因此，我建议家长们不要盲目跟风，不要轻易给孩子做这些不必要的检查。如果孩子确实存在某些健康问题或疑虑，最好的方式是及时咨询专业医生或营养师。他们会根据孩子的具体情况，给出更科学、更合理的建议和治疗方案。

同时，家长们应该更注重孩子的日常饮食和生活习惯。保证孩子摄入足够的营养，多进行户外活动，适当晒太阳，这些都是促进孩子健康成长的重要因素。记住，健康不是一蹴而就的，需要长期的积累和坚持。

术前检查、复查、康复治疗，易忽略的重要治疗步骤

● 复查——慢性病谨防不复查，一种药吃好几年

很多老人甚至年轻人，都有长期的慢性病，有一个问题很容易被忽略——复查。

首先，他们不复查自己的病情，即使症状仍然存在。其次，他们可能因为担心药物带来的副作用而不愿复查。比如，服用某些特定药物时，医生会建议定期复查，因为这些药物可能对肝脏或肾脏造成一定损害。

我还发现很多患高血压的朋友在服药后，感觉症状减轻或病情好转，便不再定期调控血压。这种做法是不正确的。我们应该按时监测血压，这样医生才能根据我们的情况调整药物的剂量或种类。

因此，我要提醒大家，当身体不舒服时，一定要及时去医

院听从医生的建议,并按时复查、定期体检。这样,我们才能更好地了解自己的身体状况,预防疾病的发生。

● 康复治疗——腰椎病、骨伤、脑梗死、久卧不动等别忽视

随着我国居民生活水平的不断提升,我们的饮食条件显著改善,然而不良的生活习惯和饮食结构也使一些健康问题日益凸显。高血压、高血糖、高血脂和高尿酸血症等慢性疾病的患病率不断攀升,这些疾病往往与心脑血管疾病的高发密切相关。这些疾病患病率的增加,与我们的高盐、高糖、高脂饮食习惯,以及吸烟、喝酒和熬夜等不良生活习惯密切相关。我们生病后,应当迅速就医并接受专业治疗。然而,很多人往往会忽视一个重要环节——康复治疗。例如,腰椎病、腰椎间盘突出或下肢骨折的患者,回家后可能因为疼痛或不便而减少活动,但这种做法可能会导致下肢静脉血栓形成、肌肉萎缩等并发症。

建议大家根据自己的病情和伤情,尽早进行肌肉锻炼和康复治疗。特别要强调的是,脑梗死、脑出血患者应听从医生的建议,及早根据自身病情进行康复锻炼。这大大有助于恢复机体的功能,降低对未来日常生活和工作的影响。请大家务必重视康复治疗,为自己的健康负责。

● 必要术前检查——避开危险就在一瞬间

医院的各种术前检查不是"过度检查",就医时大家都要重视。通过术前检查,医生可以了解你的身体状况,包括你的心肺功能、凝血功能、药物过敏史、传染病情况等。这些信息对于医生来说至关重要,因为它们可以帮助医生判断你适合什么样的手术,制定最合适的手术方案,并预防可能出现的风险。术前检查还可以帮助医生预防一些潜在的并发症。比如,如果你的凝血功能有问题,那么在手术中可能会出现大出血的情况,通过术前检查,医生可以及时发现这个问题,并采取相应的措施来预防这种并发症的发生。

以拔牙为例,拔牙虽然是一种技术成熟、死亡率极低的手术,但任何手术都存在风险,所以必须做检查。如果患者存在凝血功能障碍或血液病,术前没有进行充分的检查,可能会导致术中或术后大出血,危及生命。此外,拔智齿时可能会损伤到下牙槽神经管内的神经和牙槽动脉,也可能引发大出血。因此,拔牙前的详细检查是为了确保手术的安全,医生需要通过牙片了解牙齿的位置,以便决定手术操作。

我们应该重视手术前的必要检查和准备工作,确保手术的安全和顺利。同时,就医时也要尽量与医生说明自己的过往病史和相关症状,不要刻意隐瞒。理解医生的用心,积极配合医生的诊疗工作,一切才能顺利进行。

体检可发现的四种
常见女性疾病

女性朋友们要注意了，有四种病的名字听起来特别吓人，但是很多情况下是不需要治疗的，也不会癌变，在多数情况下不需要过度担心或立即采取治疗措施。

乳腺增生：乳腺增生是一种良性病变，癌变的概率非常低。多数乳腺增生患者可以通过保持良好的生活习惯，如避免生气、多食用蔬菜水果、坚持锻炼等，来有效缓解症状。但如果出现单个、硬的、推不动的、表面不光滑的包块，并伴有腋窝淋巴结肿大，这可能是乳腺癌的征兆，应尽快就医检查。对于中、重度不典型的乳腺增生，虽然属于癌前病变，且癌变的概率很小，但也需要高度重视并定期前往乳腺专科诊室就诊。

子宫肌瘤：子宫肌瘤在一般情况下不会癌变，但极少数患者可能发生肉瘤变。肌瘤的大小、位置、症状以及患者的年龄和生育需求决定了治疗方法。对于小型、无症状的肌瘤，通常采取观察治疗；对于症状较轻的患者，可以通过口服或注射药物来缓解症状或控制肌瘤生长；对于较大、症状明显或药物治疗无效的肌瘤，可能需要进行手术治疗。

宫颈糜烂：宫颈糜烂实际上是宫颈柱状上皮异位，是一种正常的生理现象，并不会导致宫颈癌。宫颈癌的出现与长期的慢性宫颈疾病、HPV 感染等因素有关。因此，对于宫颈糜烂，如果没有其他不适症状，通常不需要治疗。但如果有疑虑，可以进一步进行宫颈细胞学检查和 HPV 检查，以判断是否存在异常。

盆腔积液：盆腔积液通常是生理性的，不需要治疗。在月经期、排卵期或月经刚结束时，积液可能会略微增多，但如果没有其他不适症状，即使积液超过 3 厘米，也不必过于担心。然而，如果积液是由盆腔炎症引起的，且伴有严重腹痛等症状，就需要及时接受治疗。

对于这四种病症，大多数情况下，不需要过度担心或立即采取治疗措施。但如果有疑虑或身体出现异常症状，应及时就医检查，以便得到准确的诊断和治疗建议。同时，保持良好的生活习惯和定期进行妇科检查，也是预防和治疗这些疾病的重要措施。

HPV 疫苗哪些人不适合打

HPV 疫苗是一种预防人乳头瘤病毒（HPV）持续感染、宫颈病变及宫颈癌的疫苗。目前市面上有二价、四价和九价HPV疫苗，价数越高，可预防的HPV病毒种类就越多。然而，并非所有人都适合接种HPV疫苗。

下面是不适合接种HPV疫苗的几类人群。

1. 已经感染了HPV病毒的人：疫苗主要用于预防HPV感染，对于已经感染的人群，疫苗的效果可能会受到限制。

2. 备孕期、孕妇和哺乳期妇女：这部分人群需要特别谨慎，因为疫苗可能对胎儿或婴儿产生影响。虽然目前没有发现HPV疫苗对孕妇和胎儿有明显影响的安全数据，但一般建议这些人群暂缓接种，如果已经接种了部分疫苗后发现怀孕，应停止接种并等待孕期结束后再补种剩余疫苗。

3. 对疫苗成分过敏的人：如果对HPV疫苗中的任何成分（如某种蛋白质、酵母等）有过敏史，应避免接种。

4. 患有急性疾病或身上有大伤口、创伤的人：在疾病发作期或身体有创伤时，接种疫苗可能会增加身体的不良反应。

除了上述人群外，大部分女性都可以考虑接种HPV疫苗。然而，在接种前，应如实告知医生自己的身体状况和既往接种疫苗的反应情况，以便医生做出正确的接种建议。

对于二价、四价和九价HPV疫苗的选择，主要取决于个人的年龄和需求。九价疫苗可预防的HPV病毒种类最多，因此效果相对较好，但接种九价疫苗需要满足一定的年龄要求。如果九价疫苗难以预约,可以考虑接种二价或四价疫苗,它们也能有效预防部分类型的HPV病毒,从而降低患宫颈癌的风险。

需要强调的是,HPV疫苗并不能治疗已经患有的性器官湿疣、癌前病变、癌症或HPV感染,也不能防御非HPV病毒所引起的疾病。即使接种了疫苗,也应定期进行宫颈癌筛查,以便及早发现和治疗宫颈病变。同时,预防要从源头上进行,保持良好的生活习惯,不要过早尝试性生活,避免高危性行为等,能更好地防止宫颈癌的发生。注意检查,定期去医院进行HPV、TCT(液基薄层细胞检测)的筛查,这对早期宫颈癌的防治特别有帮助。

三个易忽视的细节，
可能给孩子酿成大问题

小孩子的沟通能力弱，很少主动和父母说清自己身上哪里不舒服、哪里感觉奇怪。家长们要主动观察孩子生活中的小细节，有时候，小细节就暗示着大毛病。

● **孩子反复鼻出血要及时找原因**

孩子鼻出血时，经常有家长说"这是上火了"，其实中医和西医对其原因解释不同。

从中医的角度来看，鼻出血主要与"火盛"有关，特别是心火和肺火过旺。这可能是由于孩子进食过多油腻、高糖、高脂肪的食物，或摄入的干燥食物过多，同时喝水和吃蔬菜的量不足。因此，中医建议让孩子多喝水，尤其是在夏天，多食用水果蔬菜，适当减少肉类摄入，以清淡饮食为主，这样有助于降火，减少鼻出血的发生。

从西医的角度来看，鼻出血的原因则更为复杂。首先，机械性损伤，如挖鼻过重或用力不当等，可能导致鼻腔黏膜受到损伤而出血。其次，炎症性疾病，如急性鼻炎、过敏性鼻炎、干燥性鼻炎和萎缩性鼻炎等，由于各种因素刺激鼻腔黏膜，导致局部充血、肿胀，毛细血管壁脆性增加，容易引发鼻出血。此外，肿瘤性疾病，如鼻腔及鼻咽部出现新生物，也可能导致鼻出血。另外，一些全身性疾病，如高血压、血液病、传染病等，也可能导致鼻出血。例如，高血压患者的鼻腔血管可能会因为血压升高而破裂；血液病患者的凝血功能可能受到影响，导致鼻出血难以止住。

为了预防鼻出血，可以采取以下措施。

1. 保持室内环境安静、温度适宜、空气清新，适当开窗通风换气。空气湿度应保持在60%以上，以防止鼻腔干燥。

2. 纠正不良习惯，如挖鼻、揉鼻等。避免用力搓鼻，保持大便通畅。

3. 有高血压等全身性疾病的患者，应积极治疗原发病，控制血压在正常或接近正常水平。

4. 在秋冬季节，可以通过按摩迎香穴、喝温开水等方法预防鼻出血。

如果孩子出现鼻出血，可以采取压迫止血或填塞止血等方

迎香穴

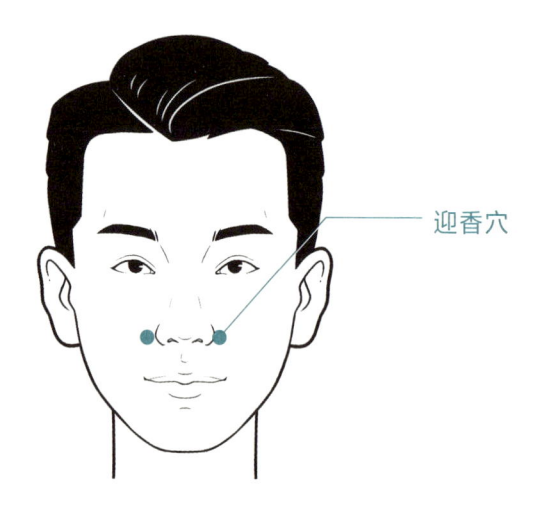

法进行初步处理。如果出血较多或反复出血，应及时就医，以便进一步检查和治疗。

请注意，以上只是一些基本的建议和预防措施。对于具体的鼻出血情况，还需要根据孩子的具体症状和医生的建议来制定合适的治疗方案。如有疑虑或症状持续，请及时就医寻求专业帮助。

● **孩子异食癖可能是缺锌**

我曾接到一个朋友的电话，他告诉我他家孩子最近频繁出现鼻出血的情况，以前从未有过。我建议他带孩子去耳鼻喉科检查。检查结果是孩子由于好奇心和好动，将一个特别小的积木塞入鼻腔，反复刺激鼻黏膜导致出血。这让我想起在诊室中遇到的很多小朋友，他们喜欢将各种小东西放入口中，如粉笔、小螺母、笔帽等，甚至有的孩子喜欢吃土，特别是那种黏黏的黄土。其实，这不是什么特别奇怪的病。很多孩子在生长发育过程中会缺锌，缺锌会导致异食癖，使孩子出现乱吃东西的行为。因此，如果您发现孩子总是往嘴里塞东西，不妨带孩子去医院查一下是否缺锌。

作为家长，我们也需要对孩子进行安全教育。如果孩子不慎吞下了一些小物件，如笔帽等圆滑且不带尖锐边缘的物体，大多数情况下它们会随着孩子的大便排出。这时，可以让孩子多吃一些粗粮，并观察孩子的大便，看是否有异物排出。但如果是特别尖锐或体积较大的异物，家长则需要给予高度关注，并及时听从医生的建议进行下一步诊疗。

● 小心"毒环境"带来白血病

当孩子反复出现发烧、身体有出血点、贫血、淋巴结肿大以及关节疼痛等症状时，家长们应高度警惕，及时带孩子去医院进行检查。这些症状有时可能指向一些严重的疾病，比如白血病等。通过简单的血常规检查，医生可以初步判断孩子的病情，为进一步的治疗提供指导。

在这里，我想分享一个真实的病例。我有一个朋友是美甲店老板，经过多年的努力，她终于买下了一间小店，装修后在里面开展美甲业务。为了方便照顾孩子，她选择让孩子在店里一起生活和工作。由于美甲店刚刚装修完成不久，室内可能还存在一些有害的化学物质。过了一段时间，她的孩子被查出患有白血病。这个病例提醒我们，新装修的房子和某些化学物质都可能对孩子的健康产生潜在威胁。

因此，家长们应该注意以下几点：首先，新装修的房子要充分通风，确保室内空气质量达标后再让孩子入住。其次，尽量避免让孩子长时间接触可能含有有害化学物质的物品，如指甲油、橡皮泥等。在选择玩具时，也应优先考虑质量可靠、无毒无害的产品。此外，除了物理和化学因素外，我们还要关注孩子的日常饮食和生活习惯。均衡的饮食、充足的睡眠和适当的运动都有助于提高孩子的免疫力，预防疾病的发生。同时，定期带孩子进行体检也是非常重要的，以便及时发现并治疗可能存在的健康问题。

● 不要随意打孩子的头

有一个病例，8岁孩子因颅脑损伤不幸离世，这无疑给所有人敲响了警钟。孩子吃了一袋泡椒凤爪后头晕，送医院抢救无效后死亡，家长最初怀疑是因为食品中毒，但医生的诊断揭示出真正的死因是颅脑损伤。

经过深入追问病史，医生了解到孩子未曾遭受过明显的头部外伤。然而，孩子的母亲后来透露，她在孩子写作业时因生气曾轻轻打了一下孩子的后脑勺。这个看似轻微的动作，却可能造成无法挽回的后果。人的脑组织非常脆弱，就像一块豆腐，剧烈晃动或冲击都可能导致严重损伤。后脑勺部位的延髓控制着呼吸等重要功能，一旦受损，后果不堪设想。

这个悲剧再次提醒我们，教育孩子时切忌轻易动手，无论是打头还是打其他部位。我们应该用耐心和理解去引导他们，而不是用暴力解决问题。

此外，当孩子头部受到外伤时，即使他们当时看起来并无大碍，家长也绝不能掉以轻心。诊室接诊过一个两岁孩子，他的头部受伤后起了一个包。虽然孩子当时活蹦乱跳，但我还是建议家长带孩子去做一个头部CT检查，以排除颅内损伤的可能性。结果出来后，孩子的状况确实不太好，CT显示头部有少量出血。

如果孩子头部出现外伤，特别是出现暴力损伤，即使孩子当时没有明显异常表现，也应及时就医并接受必要的检查。这不是过度检查，而是对孩子健康负责的表现。

危险高发篇

子宫，女性健康的守护神

子宫健康对女性而言至关重要。子宫是女性内分泌系统的一部分，其健康状况直接影响着体内激素的平衡，从而影响女性的情绪、肤质及整体健康状态。子宫健康也关系到女性的月经周期，正常的月经是女性健康的标志之一，能够反映出女性的生理状态。

● 四种情况伤害子宫健康

第一，反复多次的人流。 人流手术会对子宫内膜造成直接的损伤。每次人流都可能使子宫内膜变薄，增加患子宫内膜异位症、腺肌症等疾病的风险。更重要的是，多次人流可能导致习惯性流产，甚至不孕。因此，女性朋友们应尽量避免非意愿妊娠，减少人流的次数。

第二，过早开始性生活和频繁更换性伴侣诱发的宫颈癌。过早开始性生活和频繁更换性伴侣可能增加 HPV 感染的风险，从而增加宫颈癌的发病率。为了预防宫颈癌，女性朋友们应注意性生活的卫生和安全，避免过早开始性生活，减少性伴侣的数量。同时，定期进行宫颈癌筛查也是非常重要的。

第三，慢性咳嗽、便秘导致的盆底肌松弛和子宫脱垂。长期慢性咳嗽和便秘会增加腹压，导致盆底肌肉松弛，进而可能引起子宫脱垂。为了预防这种情况，女性朋友们应注意保持健康的生活方式，及时治疗慢性咳嗽和便秘，加强盆底肌肉的锻炼。

第四，肥胖诱发子宫内膜癌。肥胖女性体内雌激素水平可能较高，这增加了患子宫内膜癌的风险。同时，肥胖还可能影响月经周期，进一步增加患病风险。因此，女性朋友们应保持理想的体重，通过合理饮食和锻炼来控制体重。

除了注意以上四点外，女性朋友们还应保持良好的生活习惯，如戒烟限酒、避免熬夜、保持心情愉悦等。同时，定期进行妇科检查也是非常重要的，以便及时发现并治疗可能存在的妇科问题。

● 妊娠、腹痛、口渴，识别凶险的宫外孕

宫外孕破裂大出血是一种非常严重的疾病，如果不及时救

治，可能会危及生命。宫外孕者口渴和腹痛是宫外孕破裂大出血的典型表现，因此及时识别并就医至关重要。

宫外孕的发生原因多种多样，其中炎症是一个常见的因素。当受精卵在输卵管内着床并发育时，随着胚胎的长大，输卵管可能无法承受其压力而破裂，导致大量出血。在这种情况下，患者的出血速度可能很快，出血量很大，严重威胁患者的生命安全。

对于女性朋友来说，如果月经不正常或者出现腹痛等症状，应该警惕宫外孕的可能性。特别是当这些症状伴随着口渴等体征时，更应该及时就医。口渴可能是由于体内大量失血导致血容量不足，身体通过口渴来提醒补充水分。然而，在宫外孕破裂大出血的情况下，喝水并不能解决问题，反而可能加重病情。

因此，一旦出现相关症状，应该立即就医，接受专业的诊断和治疗。医生会根据患者的具体情况进行检查和评估，如B超等，以确定是否存在宫外孕破裂大出血等严重疾病。同时，在等待就医的过程中，患者应该避免剧烈运动和情绪波动，以免加重病情。

总之，宫外孕破裂大出血是一种非常凶险的疾病，需要引起广大女性朋友的重视。通过提高警惕、及时就医和接受专业治疗，我们可以有效地避免这种疾病的发生和减轻其危害。

· 辟谣小知识 ·

安全期怀孕概率小

女性并没有绝对的安全期。生理期很容易受到情绪和环境变化的影响而产生波动。盲目相信所谓的安全期,很可能会导致意外怀孕。因此,最安全的避孕方法还是使用避孕套或口服短效避孕药。

阿尔茨海默病，越早发现越好

阿尔茨海默病被称为"上帝最恶毒的诅咒"，这个病没有特效药，只能通过药物缓解症状。这是一种慢性神经退行性疾病，主要影响大脑中的神经元，导致记忆、思考和行为能力逐渐下降。

关于其早期症状，主要包括以下几个方面。

记忆力减退。患者常常忘记刚刚发生的事情，如刚刚说过的话或做过的事，而远期记忆通常不会受到太大影响。这种记忆障碍是阿尔茨海默病早期最常见的症状之一。

语言能力下降。患者可能会出现找词困难、表达不清或沟通障碍的情况，有时说出来的话逻辑性很差，让人听不懂想要表达的意思。

定向障碍。患者对于时间和地点的概念变得模糊，容易迷路，甚至忘记日期。这可能导致他们在日常生活中出现困惑和不安。

理解力和执行力下降。患者可能无法理解复杂的指令或任务，也无法独立完成日常活动，如煮饭、洗衣或购物。

情绪和性格变化。患者可能出现情绪波动，如易怒、焦虑、沮丧、疑虑等情绪问题，同时社交活动也可能减少。

对于阿尔茨海默病的早期筛查，主要包括以下几个方面。

影像学检查。通过头部CT或核磁共振（MRI）检查，医生可以观察患者大脑是否出现萎缩或其他异常变化。

实验室检查。抽取患者的脑脊液进行检查，可能会发现淀粉样蛋白-42水平降低等异常指标。

脑电图检查。能够观察患者脑电波的变化，如α节律减慢或α波明显减少等现象。

神经心理学检查。通过一系列测试评估患者的认知功能，包括注意力、记忆力、语言功能、知觉、感觉以及判断能力等。

请注意，阿尔茨海默病的早期症状可能因人而异，且这些症状也可能与其他疾病相似。因此，如果有任何疑虑或担忧，应及时就医进行专业评估和诊断。同时，保持心情愉快、健康的生活方式和社交活动也对预防阿尔茨海默病有一定的帮助。

● 阿尔茨海默病手指操

攥拳练习

起始姿势：双手自然下垂，放松。

动作步骤：用力将五个手指攥紧成拳头，持续数秒钟，然后慢慢松开。重复数次。

注意事项：攥拳时要确保每个手指都紧紧贴在一起，松开时要缓慢，避免过度用力。

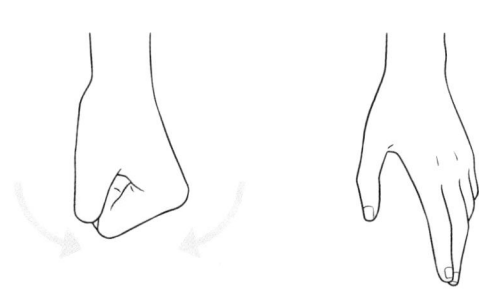

二八练习

起始姿势：双手平放，掌心向下。

动作步骤：伸出食指和大拇指，其余三指弯曲。然后换为伸出无名指和小指，其余三指弯曲。如此反复进行，如同比出"二"和"八"的手势。

注意事项：在练习时，要确保手指的动作清晰、准确，避免混淆。

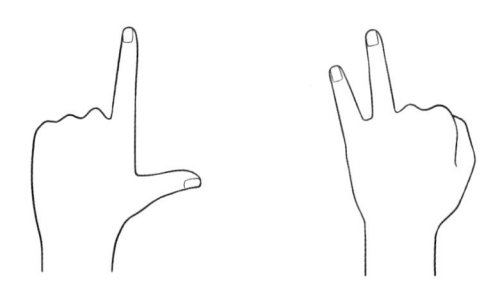

数学口诀练习

起始姿势：双手自然下垂或平放。

动作步骤：边念口诀"一加一等于二，二加二等于四，四加四等于八，八加八等于十六"，边用手指表示对应的数字。例如，念到"一加一等于二"时，伸出两个手指。

注意事项：这个练习既可以锻炼手指的灵活性，也可以帮助记忆数学口诀。在练习时，要确保手势与口诀的内容相匹配。

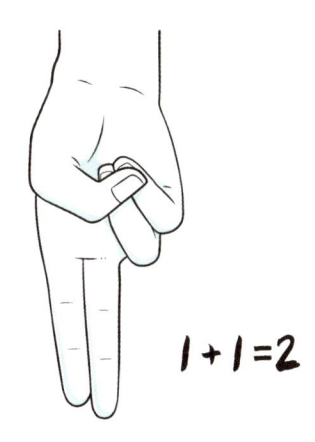

这些手指操都非常简单易学，适合各个年龄段的人进行练习。定期进行手指操的锻炼，您可以发现手指变得更加灵活，同时也有助于提升大脑的认知能力。

脑卒中，学会识别每个危险信号

脑卒中已成我国致残致死首位病因，包括脑梗和脑出血。我曾经一晚上在医院接收了八位脑卒中患者，其中六个脑梗死，两个脑出血。一位 68 岁的老爷子，由于及时就医，脑梗后恢复良好，生活、工作未受影响。而另一名 35 岁的男士，因耽误治疗时间，可能面临致残风险。

脑出血常由高血压引起，表现为剧烈呕吐和头痛；脑梗则可能出现言语不清、口角歪斜、肢体无力等症状。其实很多小症状，我们很容易在生活中忽略，误以为不是大事，实则可能是脑梗前兆。如遇以下这些症状，务必及时就医，切勿延误。

● 脑梗这些症状要警惕

天天救人的医护人员，同样也会生病。记得那天我在抢救室，听到其他医生急忙叫我："你快去看看吧，咱们的120司机犯脑梗了！"我一听，心里咯噔一下。这位哥哥4年前就犯过一次病，那次是因为喝酒突然昏倒，好在抢救及时，他自己也没太在意。但从那次之后，他确实注意了一段时间，烟酒都戒了。可惜好景不长，他又开始放纵自己抽烟、喝酒，加上他本身身材较胖，这次脑梗又找上了他。他家人告诉我，前一天晚上他就开始流鼻涕，自己都没察觉。有一两分钟的时间，他甚至说不出话来。家里人都劝他去医院看看，但他觉得自己是120司机，天天见这种情况，就没在意。结果第二天下午，他的一侧胳膊和腿突然抬不起来了，嘴角歪了，说话也不清楚了。这时他才真正意识到问题的严重性，赶紧去了医院。

我赶到时，他正在做检查。还好这次只是小血管梗塞，经过输液治疗，他逐渐恢复了说话能力，胳膊、腿也慢慢有了力气。我看到他时，他那种害怕、紧张的眼神让我心里很不是滋味。我安慰他、鼓励他，告诉他别担心，我们会全力治疗。好在检查结果显示，他的大血管没问题，只是小血管梗塞，大部分功能都能恢复。这时他才真正放松下来，露出了真心的笑容。

这个案例想告诉大家的是，生活习惯真的很重要。

抽烟、喝酒、暴饮暴食、油腻饮食、高血糖、高血压等都会增加脑梗死的风险。**一旦出现一侧肢体的上肢和下肢同时无力、说话不清楚、嘴角偏斜、眼睛有些模糊等症状，就要小心了，这些可能是脑梗死的前兆，这时一定要赶紧去医院。黄金**

溶栓期（指发病后的 4.5 个小时）内的治疗非常重要，在一定程度上可以避免半身不遂等严重后果。

● 酒后出现这种症状当心是脑梗死

喜欢喝酒或者家中有常饮酒的亲人的朋友，请务必注意，有时候，某些情况可能并非仅仅是酒醉，而是需要紧急就医的征兆。

那天，我接到急救任务，赶到现场发现有四个人，且都已饮酒，而其中一个人则出现了异常状况。据描述，他平时酒量很好，但这次只喝了一杯多白酒身体就突然失去平衡摔倒。尽管其他人尝试将他扶起，他却无法坐稳，且言语含糊、浑身无力。我们建议他去医院接受检查，但他的朋友们产生了分歧，有人想直接送他回家或去酒店休息。

然而，我在为这个患者查体时发现了一些不寻常的迹象。他站起来时一侧身体突然失去控制，且口齿不清，一侧肢体力量明显减弱。这使我高度怀疑他可能患有脑梗死。经过与他朋友的沟通，我们最终将他带往医院进行检查。结果证实，他确实患有脑梗死。

饮酒后若出现异常症状，如突然口齿不清、肢体无力或失去平衡等，千万不要掉以轻心。有些人可能认为这只是酒醉后的正常现象，但实际上可能是脑梗死等严重疾病的征兆。我曾遇到过一个40岁的男性，饮酒后回家出现类似症状，但家人和他本人都未在意，直到醒来后发现一侧肢体无法动弹、言语困难，才匆忙就医。然而，由于错过了黄金溶栓期，他最终留下了半身不遂的遗憾。

因此，无论是否饮酒，若出现上述症状，请立即就医检查。特别要注意观察双侧肢体肌力是否一致，若出现一侧肢体无力的情况，应高度警惕脑梗死的可能性。及时检查和治疗是防止脑梗死致残的关键。

胃胀痛，可能是胆囊出了问题

胆囊位于我们的右上腹，当摄入过多油腻食物时，胆囊会释放胆汁来帮助消化。如果胆囊发炎或存在结石，就可能引发胀痛感。这种疼痛实际上是胆囊发炎所导致的，而不是胃本身的问题。因此，如果你总是感觉胃不舒服，且已经排除了胃部的疾病，那么不妨检查一下胆囊。特别是当你吃完油腻食物后，如果感觉右上腹有胀痛感，则更应该注意。

● 胆囊炎，别当成胃病

我在急诊分诊台遇到过一位中年男性患者，他因为胃不舒服而希望在急诊部直接购药，但由于医院规定和患者症状的特点，分诊护士建议他去门诊挂号检查后再开药。患者对此表示不理解，并表达了自己的困扰和不满。

在与患者的沟通中，我注意到他描述了自己多次胃镜检查的经历以及持续存在的胃不适症状。特别是在晚餐后，他感到胃部特别难受，胀痛不已。我引导患者回诊室进行检查，并在触摸他的肚子时发现他的右上腹有明显的压痛感，这是肝胆区域出现病症的特征。因此，我开始怀疑患者的症状可能与胆囊问题有关，而不仅仅是胃部问题。通过进一步的询问，我了解到患者平时饮食中肉类和酒精摄入较多，且在端午节期间摄入了大量油腻的粽子。这些饮食习惯很可能加重了他的胆囊负担，导致胆囊炎的发作。因此，我建议患者在治疗期间避免油腻和高胆固醇食物的摄入，以减轻胆囊的负担。

如果总是觉得胃不舒服，尤其是在进食后感觉胃部饱胀、消化不良，甚至出现胀痛的情况，尽管已经做了胃镜检查，但并未发现明显问题，那么你需要警惕是不是胆囊出现了问题。 因为有些病人在进食后，特别是摄入油腻食物后，会感觉胃部不适。在这种情况下，我们通常会建议病人进行腹部 B 超检查，特别关注胆囊的情况。

有些朋友担心胆囊切除后会影响身体健康，但实际上胆囊只是储存胆汁的器官。胆囊切除后，经过一段时间的代偿，大多数人都能逐渐恢复正常的饮食习惯。当然，在胆囊切除后的初期，患者在饮食方面可能需要避免过于油腻的食物，以免出现消化不良的情况。

需要强调的是，如果患有胆囊炎，在发病期间一定要避免摄入油腻食物，以免加重症状。这段时间内应保持清淡饮食，等病情好转后再逐渐恢复正常的饮食习惯。

● 胆囊结石怎么办

我收到过很多朋友的咨询，他们普遍反馈胃部不适，经过胃镜检查和治疗，却发现问题并非出在胃部，而是与胆囊有关。其中一个朋友告诉我，他最近总是感觉胃不舒服，吃了很多胃药都没有效果，最后去医院检查才发现是胆囊炎，而且是由胆囊结石引起的。

其实，绝大部分胆囊结石属于静止性结石，患者平时并没有症状，往往在体检时才发现胆囊内有结石。很多朋友在得知自己患有胆囊结石后都非常担心，询问是否可以通过体外碎石来治疗。但需要注意的是，胆囊结石并不适合用体外碎石的治疗方法。体外碎石主要用于治疗泌尿系结石，当结石掉入输尿管并造成梗阻时，可以考虑这种方法。而胆囊结石则需要根据具体情况来制定治疗方案。

虽然很多胆囊结石并不需要特殊治疗，但如果患者的结石反复引发胆囊炎，那么医生可能会建议进行手术治疗。在过去，有一种手术方法是保胆取石，即切开胆囊取出结石后再缝合。然而，这种方法会引起较多的并发症，因此逐渐被淘汰。现在常用的手术方法是直接摘除胆囊。很多朋友担心胆囊摘除后会影响健康，但胆囊的主要作用是储存和浓缩胆汁，帮助消化高脂肪食物。当胆囊摘除后，患者短期内可能会对高脂肪食物产生不适，但随着胆总管逐渐增宽并代替胆囊的功能，这种不适会逐渐减轻。

  因此，当反复出现胆囊炎或胆囊结石引起的症状时，我们应该听从医生的建议，考虑手术治疗。同时，平时也要留意身体的信号，如果出现胃部不适、饱胀等症状，尤其是在进食油腻食物或饮酒后，右上腹出现疼痛且比胃部疼痛更剧烈时，要警惕可能是胆囊炎或胆囊结石引起的。这时，我们应该及时去医院进行检查和治疗。

痛风，有效控制
从生活细节做起

痛风是一种常见且让人痛苦的疾病，现在越来越多的人受到高尿酸血症的困扰，我国大约有 1.8 亿患者，并且这个数字还在每年递增。痛风发作时，关节会疼痛、红肿，给患者带来极大的不适。更重要的是，痛风还可能对肾脏造成损害。

● 痛风急性发作

痛风急性发作时疼痛难忍怎么办？在急诊室，我经常遇到这样的患者，他们有痛风病史，由于贪吃或饮食不当导致痛风急性发作，疼痛剧烈。到了医院，医生通常会开止疼药，并建议进行门诊系统性治疗。但如果在家中突然痛风发作，尤其是大拇指突然疼痛，我们该如何应对呢？给大家介绍一种简单且实用的缓解方法。

首先，你可以尝试服用一些止疼药，但切记不要空腹服用。同时，你可以将脚浸泡在稍凉的水中，大约3分钟。之后，将患肢抬高，比如坐在沙发上时，将脚放在茶几上，并在茶几上垫一些软物，如沙发垫，以减轻胀痛感。这种方法可以在一定程度上缓解疼痛。

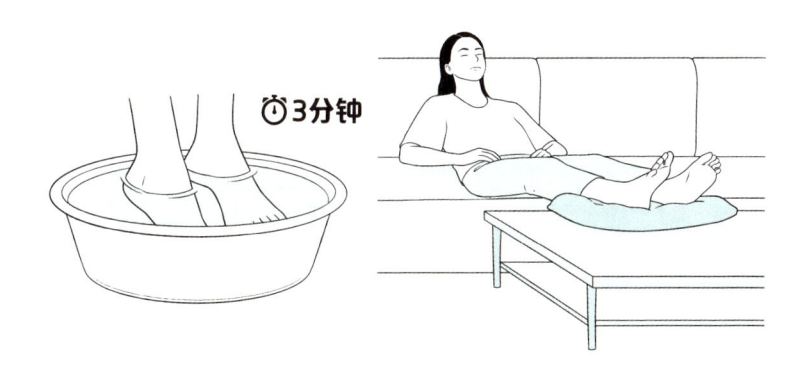

痛风的治疗一定要系统且持续，因为痛风不仅会导致关节问题，还可能影响肾脏和其他脏器的功能。同时，患者在日常饮食上也要特别注意。

● **痛风人群饮食注意事项**

痛风患者必须注意饮食，有些食物应该忌口，有些食物则对缓解痛风有益。那到底什么能吃，什么不能吃呢？

以下几类食物痛风患者应该少吃或不吃：高嘌呤食物，如动物内脏、海产品；酒类，不同酒类导致痛风的风险不同，其中啤酒风险最高；含糖饮料和甜点，这些食品中的果糖和反式脂肪酸会增加尿酸产生，促使痛风发作。此外，有些调味品中的嘌呤成分较高，如蚝油、鲍鱼汁等，这些由海鲜提炼加工而成，摄入后会导致尿酸短时间内升高。

那么，痛风患者应该吃什么呢？以下五类食物可以适当多食用：一是蔬菜水果，特别是根茎类蔬菜，有助于降低尿酸；二是咖啡，多项研究表明咖啡可以降低痛风风险；三是奶制品，尤其是低脂奶，有助于降低痛风发病率；四是富含维生素C的食物，对预防痛风有一定效果；五是水，保证每天尿量超过2000毫升，有助于降低尿液中尿酸浓度，降低尿酸性肾结石的发生率。

总之，痛风患者应该注意饮食，避免高嘌呤、高糖、高酒精的食物和饮料，多吃有益的食物和多喝水。只有这样，才能有效控制痛风，减轻疼痛和避免并发症的发生。

幽门螺杆菌，
胃癌与它有关

● **检查幽门螺杆菌哪种方法最准确**

第一种吹气实验，方便、准确率高且无痛苦，是专门用于检测患者体内是否感染幽门螺杆菌的，也是检测幽门螺杆菌最常见的手段，包括碳13吹气和碳14吹气两种方法。两者的准确率都很高，基本都在95%以上。碳13由于相对较低的放射剂量，特别适用于12岁以下儿童、哺乳期及孕期女性。然而，吹气实验有时会出现假阴性结果，原因可能包括——

1.患者在过去1个月内服用了抗生素、清热解毒类的中草药或中成药，甚至某些保健品，如含有黄连、黄芩、大黄、蒲公英的中药。

2.在过去14天内服用了抑酸剂，如拉唑类或替丁类药物，以及铋剂。

3.患者存在某些疾病，如消化系统溃疡出血、胃恶性肿瘤、重度糜烂性胃炎、胆汁反流性胃炎等。

4.患者之前吃了某些食物，如生吃过多大蒜，也可能暂时抑制幽门螺杆菌。

因此，在进行吹气实验前，建议停用上述药物和食物，并空腹4小时以上。同时，检查前3小时避免吸烟和饮用刺激性饮料。

第二种胃镜检查，虽然受取材部位的影响，但能直接观察胃黏膜的整体状况，包括溃疡、萎缩、息肉、肿瘤等，并可检测幽门螺杆菌。

第三种Hp抗体检测，即血清学抽血检查，虽然能检测出幽门螺杆菌抗体，但阳性结果只能说明曾经感染过，不能确定当前是否感染。若抽血检查为阴性，则可判断未感染。

第四种是Hp唾液检查，这种方法虽然方便，但准确率较吹气实验稍低。

第五种是DNA检查，这是一种较少使用的检查方法，主要用于筛查幽门螺杆菌感染。

无论是首次检查还是复查，都建议使用碳13或碳14呼气实验。即使检测结果为阳性，也不必过于担心，并非所有阳性患者都会出现胃病或胃癌，需结合个人情况综合判断是否存在健康风险。

● 不小心感染了怎么办

首先,我们来谈谈如何预防幽门螺杆菌的感染。由于幽门螺杆菌主要通过口口相传或口粪相传的方式传播,因此预防措施尤为重要。特别是在家庭中,如果有一位成员感染了幽门螺杆菌,为了避免交叉感染,强烈建议在用餐时使用公筷夹菜。这是一个非常重要的预防措施,能有效降低被感染的风险。

其次,如果不幸感染了幽门螺杆菌,及时治疗是非常重要的。治疗过程其实并不复杂,通常采用的是经典的四联疗法,疗程为14天。以下是一个简单的表格,用于总结四联疗法的主要内容和药物。

药物种类	疗法类型	示例药物
胃药(PPI类)	抑制胃酸分泌	奥美拉唑、兰索拉唑、雷贝拉唑等
铋剂	保护胃黏膜	果胶铋、枸橼酸铋钾等
抗生素1	抗菌治疗	阿莫西林
抗生素2	抗菌治疗	克拉霉素、甲硝唑等

肝癌，早期表现可看面色和眼睛

有一位病人在找我初诊时，我便对其肝脏状况产生了疑虑。随后的诊断证实了我的担忧，他确实患有早期肝癌，幸运的是，发现得还算及时。这位病人原本是因头部外伤前来就诊的，但在处理其外伤时，我注意到他面色暗沉，巩膜（我们常说的"眼白"）发黄。我询问了他的饮酒习惯，得知他饮酒量极大，且从未进行过体检。这使我高度警觉，一边为他处理伤口，一边建议他前往门诊检查肝胆。肝脏和胆囊的问题往往会导致巩膜发黄、面色灰暗无光泽，甚至出现大便发白等症状。

这位病人非常配合，听从了我的建议并进行了检查。在办理住院手续时，他特意找到我，对我表示由衷的感谢。他说，因为那天我无意间的一句话，他当真去查了，结果真的查出了早期肝癌。医生也表示，由于发现得早，治疗效果相对较好。

肝脏是一个不会自行表达疼痛的器官，就像是一个不会说话的"哑巴",一旦出现症状,往往已经是全身性的表现了。这也是肝脏疾病一经发现,往往已是晚期的原因。因此,定期体检至关重要。我之所以初步判断这位病人可能存在肝脏或胆囊问题,是因为他面色灰暗无光泽、巩膜发黄,这是胆汁淤积、梗阻性黄疸的典型表现。虽然他不感到疼痛,但这种无痛性的梗阻性黄疸往往更为可怕,很可能是肿瘤压迫所致。

肝脏疾病的早期症状可能并不明显,但仔细观察仍能发现一些端倪。通过观察面色和眼睛可以初步判断肝脏是否有问题,如果你发现眼睛白色的巩膜部分发黄,或者面色灰暗、没有光泽,那就要小心了,这可能是肝胆出问题的信号。因为肝脏负责生成胆汁,如果胆汁淤积在肝内或肝内胆管受阻或堵塞,就会导致巩膜发黄。除了面色和巩膜逐渐发黄、身体消瘦,严重者可能出现腹水、大便变为陶土色等症状。这些都是由于胆汁中的胆红素无法进入肠道所致。因此,我建议大家多关注身边人的面色和身体状况,如有疑虑,应尽早前往医院检查,以免错过最佳治疗时机。那些长期饮酒且从未进行过体检的人,更应提高警惕,定期进行体检,以排除潜在的健康隐患。

肠癌，注意区分痔疮和肠道肿瘤

我接诊的一位患者无意中提到的"瘦了"两个字，为他赢得了宝贵的治疗时间，甚至可能挽救了他的生命。那天，我在急诊分诊台工作，一位患者从远处看到我后走了过来，向我咨询关于痔疮的问题。他提到痔疮最近发作了，想在急诊处开一些药膏。我建议他去门诊就诊，因为许多痔疮药膏在门诊更容易获取。

然而，他接下来的一句话中的"瘦了"两个字引起了我的警觉。他告诉我他最近瘦了很多，将近20斤。这句话让我立即警觉起来，我仔细观察了他。他告诉我他以前就有痔疮，经常便血，但最近一个多月来，大便变得更细了，颜色发黑，而且排便变得不规律。他以为这只是痔疮引起的，所以想来开些药膏治疗。然而，我认为他的症状并非仅由痔疮引起，还可能由肠道肿瘤导致。短时间内体重下降，大便发黑、形状改变和次数改变，这些都是肠道肿瘤的典型症状。因此，我建议他去门诊进行肠道疾病的排查。他很快预约了肠镜检查，结果显示他确实患有肠道肿瘤，于是他很快住院接受了手术治疗。

后来，他找到我，告诉我正是那天无意的聊天和咨询，让他及时发现并治疗了肠道肿瘤，这救了他一命。

还有一个令人痛心的案例，来自一个 21 岁的小伙子。他因肚子疼来到诊室，他的母亲提到他大便异常，马桶上常留有难以清理的痕迹，且大便颜色偏深、形状变细。同时，小伙子还出现了体重下降和乏力的症状。我立即警觉，并建议他进行 CT 和大便潜血检查。检查结果显示他患有结肠癌。结肠癌病人的癌细胞会随着血液的转移而转移，这位患者当时已经出现了腹腔多个淋巴结肿大（腹腔转移）和肝转移，属于晚期病变。这个年轻的生命因疾病而蒙上阴影，令人痛心。

这两个案例都提醒我们，癌症并不遥远，它可能就在我们身边。定期体检和关注身体发出的信号至关重要。大便发黑、变细、形状和次数改变以及体重突然下降都可能是肠道肿瘤的信号。一旦发现这些症状，应立即前往医院接受检查和治疗。早期的诊断和治疗对于提高生存率至关重要。

我想提醒大家注意区分痔疮和肠道肿瘤的症状。

痔疮分为内痔和外痔，外痔通常表现为肛门处有小肿块和疼痛；内痔则表现为无痛性便血，血液呈鲜红色。肠道肿瘤则可能导致全身乏力，短时间内体重下降，大便形状变细、次数改变以及大便颜色发黑等症状。

如果出现这些症状，请务必及时就医检查，不要自以为是地自行治疗。就像上文提到的患者一样，如果他那天没有提到"瘦了"这两个字，我可能不会深入追问他的病史，那么他可能会错过最佳治疗时机，肿瘤可能会逐渐长大甚至转移，危及生命。因此，我们应该重视身体的不适症状，及时就医检查，早发现早治疗，避免严重情况的出现。

猝死，发生前有哪些征兆

猝死往往并非突如其来，而是早有预兆。因此，当身体出现异常时，我们必须高度警惕，许多情况下猝死都源于身体长期累积问题的爆发。

● 猝死在哪些人群中更高发

猝死的主要诱因包括情绪激动和过度劳累。

根据 2020 年《中国急救医学》期刊上发表的一项研究，研究人员对 5516 例猝死者进行分析后发现，26% 的猝死与情绪激动有关，25% 与劳累相关。此外，血容量不足、改变，以及喝酒、过饱、轻微损伤等因素也占一定比例。长期熬夜、紧张和压力也是猝死的常见诱因。

值得注意的是，心源性猝死是最主要的类型，约占 57.7%，而 30 ～ 63 岁的中年男性尤其容易受到影响。心源性猝死是指看起来健康的人在没有症状的情况下，因心脏疾病而引起的突然死亡，患者可能有心脏疾病，也可能与家族的遗传因素有关。同时，长期吸烟、酗酒、频繁进行剧烈运动、脾气暴躁等也可导致心源性猝死。年轻人、青少年中较为常见的导致心源性猝死的疾病是重症病毒性心肌炎，这是直接影响心脏的重症。在中老年人猝死病例中，最常见的就是急性心肌梗死导致的心源性猝死。

● **猝死多发生在什么时段**

冬季和深夜是猝死的高发时段。

由于天气寒冷，人体血管弹性降低，血压容易突然升高，且室内外温差大，就可能诱发心源性猝死。在猝死发生前，身体通常会发出一些信号，如呕吐、呼吸困难、胸闷、出汗、头晕、胸痛、腹痛、抽搐、头痛、心悸、咳嗽和意识障碍等。然而，很多年轻人往往对这些症状不以为意，以为是一时缺乏休息，忽视自己的身体状况。

● **猝死发生前的常见症状有哪些**

猝死发生前最常见的症状是胸痛、胸闷和心前区不适。

这些症状通常有三个先兆：一是短暂的心绞痛或吞咽困难，有时伴有胸闷；二是有胸部闷痛、压迫感、心慌、身体乏力和头晕等不适症状；三是突然出现低血压，同时伴有出冷汗和呼吸困难等症状。这些症状通常在体力活动、情绪激动或饮食过饱后出现，经过休息后可能会缓解。

对于工作压力大、过度疲劳、长期熬夜、心情压抑和大量喝酒的高危人群来说，如果长时间感到疲劳乏力，伴有胸闷或肚子疼等症状时，务必及时就医。希望大家能重视这些异常先兆，避免悲剧的发生。

心脏不舒服，
一定是心脏病吗

当我们心脏出现不舒服时，了解如何自行初步判断症状是否为心脏病引起的非常重要。

首先，我们要明确心脏的不适可能源于功能性问题或器质性病变。

功能性问题通常与情绪或休息状态有关。例如，当我们感到焦虑、紧张或疲劳时，可能会出现心脏不适的感觉。这种不适在多数情况下是暂时的，并且在休息或情绪稳定后会自行缓解。如果我们去医院进行检查，可能并不会发现明显的器质性病变。器质性病变是指心脏本身存在的病变，如血管狭窄、堵塞等。这种病变可以通过医疗检查来明确诊断。当心脏出现器质性病变时，症状可能会随着活动的增加而加重，因为活动会增加心脏的负担。

为了初步判断心脏不适是否与心脏病有关，我们可以观察症状是否与活动有关。如果心脏不适在活动后没有加重，甚至有所减轻，那么可能是一个功能性的问题。但是，如果心脏不适反复出现，或者症状在活动时明显加重，那么我们应该考虑是否存在器质性病变，并建议及时就医进行检查。

特别需要注意的是，心肌梗死是一种严重的心脏病，其典型症状包括胸痛、憋气、大汗和濒死感。如果出现这些症状，我们应该立即安静坐着或靠着，并等待急救医生的到来。在此期间，千万不要用力活动，以免加重症状。

了解心脏不适的可能原因以及初步判断是否为心脏病引起的非常重要。如果我们出现心脏不适的症状，应该保持冷静，并根据症状的性质和持续时间来做出适当的处理。如果症状持续或加重，我们应该及时就医，进行检查和治疗。

● 动脉夹层，比心梗更严重

大家听到"心梗"都会觉得十分可怕，然而，作为急诊科医生，我们深知有一个病症比心肌梗死更为严重，那就是"动脉夹层"。让我分享三个病例来加以说明。

第一个病例是一位五六十岁的男性患者，他主诉脖子疼痛、僵硬，且之前就有高血压病史。我们的护士非常有经验，为他量血压时发现血压异常高，且两侧血压差距极大。因此，我们建议他先看内科而非骨科。最终，他被诊断为主动脉夹层，幸运的是，夹层尚未破裂，及时的治疗让他转危为安。

第二个病例令人痛心，病患是一个年仅 21 岁的小伙子。那天我值夜班，接到抢救室的电话，赶到时，他的脸色已经惨白，血压极低。他一直说口渴、肚子疼，特别是肚脐下方，疼痛如撕裂一般。护士告诉我，他患有腹主动脉夹层，且已经撕裂。就在我准备与家属沟通病情时，不到 1 分钟的时间，他就突然失去了意识，心电图变成了一条直线。这是一个腹主动脉夹层的病例，非常令人惋惜。

第三个病例是一名 40 多岁的男性。那夜，我同样在值夜班，听到一个男人的尖叫声从急诊门口传来，声音撕心裂肺。我们迅速赶到现场，只见患者脸色惨白。量血压时，我们发现他两侧血压差距很大，且他有高血压病史。他描述疼痛像是肚子在不停地被撕裂。我立即怀疑他患有腹主动脉夹层，并迅速安排 B 超、抽血等检查。然而，B 超医生的一个眼神告诉我，患者的腹腔里已经有血了，这意味着夹层已经破裂。尽管我尽力安抚他、给予治疗，但他的病情依然迅速恶化，最终不幸离世。

动脉夹层是一种极其严重的疾病。与心肌梗死不同，一旦夹层破裂，血液迅速流入腹腔或胸腔，患者可能在短时间内失去生命，而导致动脉夹层的主要原因就是高血压。因此，我强烈建议高血压的朋友们一定要严格控制血压，按时服药，遵循医生的建议，不要盲目停药或相信不科学的降压方法。同时，也要定期监测血压，及时调整用药方案。只有这样，才能有效预防动脉夹层等严重并发症的发生。

心肌梗死，会急救
也要能预防

很多年轻人有时会感觉心脏不适，如出现心跳突然异常、心悸、胸闷或气短等症状，就担心自己患上了心肌梗死。即使心电图检查显示没有问题，有些人可能还是会感到不安。实际上，这些症状可能分为功能性的和器质性的两种。以头痛为例，有时头痛可能是神经性的，经过休息和药物调理后可以逐渐缓解。但如果是器质性的头痛，如由病变、感染或出血引起的，通过检查是可以发现的。心脏问题也是如此。

● **如何判断心肌梗死**

如果心电图检查正常，但你们仍然不放心，可以选择进一步的心脏彩超检查，以查看心脏结构和瓣膜是否有问题。如果结果仍然正常，但症状依然存在，可以考虑进行 24 小时动态心电图（Holter）检查，甚至进行平板运动试验，以在运动中观察心脏反应。

如果以上检查都显示正常，但你们仍然感到焦虑，担心症状背后隐藏严重问题，可以考虑进行冠脉 CT 检查（冠状动脉 CT 检查）。冠脉 CT 通常可以给出较为准确的诊断结果，如果有问题，可能需要进一步进行造影检查。如果结果一切正常，那么你们可以放宽心了。

很多疾病的症状实际上是功能性的，与焦虑、紧张等情绪有关。因此，当出现如心脏不适类症状时，我们应该放松心态，不要过度焦虑，及时就医，听从医生的建议，不要将症状放大化。在排除器质性病变后，多休息、放松身心，往往有助于缓解这些症状。请记住，心脏不适并不一定意味着有心脏病，要理性看待自己的身体状况。

● 吃得太饱也会心梗

吃得过饱甚至过撑有可能成为心肌梗死的诱因之一，这可能很少见，却是事实。以一位 70 岁的老人为例，他在生日宴会上享受了丰盛的食物，但在吃蛋糕时突然感到胸痛。送医后老人被诊断为急性心肌梗死，这可能与过饱的饮食有关。当然，我们也不能忽视其他可能的因素，如老人的情绪、饮酒习惯以及他之前的心脏病史。

但是，我们确实应该关注过饱饮食对身体的危害。摄入过多的食物，特别是高蛋白、高脂肪的食物，不仅难以消化，还会导致腹部膨胀不适，膈肌上抬，进而限制心脏的正常收缩和舒张，增加心脏的负担。在消化这些食物时，全身的血液多集中在胃部和肠道，这可能导致冠状动脉供血不足，从而容易诱发心绞痛、心律失常，甚至急性心肌梗死。

因此，我们要特别注意饮食的适度，避免过饱或过撑，对于已经有心脏病史的患者来说，更需要谨慎。通过保持合理的饮食习惯，我们可以降低患心肌梗死等心血管疾病的风险。

● 突发心肌梗死如何正确自救

心肌梗死是一种紧急且致死率极高的病症，其主要表现为压榨性胸痛，伴有憋气和大汗。对于有心脏病史的朋友来说，一旦出现这些症状，要高度警惕可能是急性心肌梗死的发生。那么，在紧急情况下如何进行自救呢？

1. 保持平稳的心情和放松的状态至关重要，避免紧张和焦虑。

2. 患者应尽量避免用力活动或受到刺激，因为这会增加心肌耗氧量，可能加重病情甚至加速死亡。

3. 患者可以选择舒适的体位，如靠着或躺着，以减轻心脏负担。

4. 在自救措施中，用药也是关键的一环。如果患者在之前没有被诊断为青光眼，且没有饮酒，在血压不低的情况下，可以舌下含服硝酸甘油来缓解症状。同时，如果患者没有出血倾向，如脑出血或消化道出血，可以嚼服 3 片阿司匹林。另外，在采取这些措施的同时，一定要迅速拨打急救电话，等待专业医生的到来。

请注意，以上自救措施仅供参考，具体治疗还需根据患者的具体情况和医生的建议来决定。

● 天冷也会高发心脑血管疾病

当天气逐渐变寒冷，心脑血管疾病也进入了高发期。有两个案例值得我们警惕。首先是一个 30 多岁的小伙子，在饭店里和朋友享用着热腾腾的火锅时，因为烟瘾难耐而到门口抽烟。由于室内外温差极大，他的心脏因无法适应这种急剧变化的温度而出现了心肌梗死。另一个案例是一名老年男性，在寒冷的冬夜从温暖的炕上起来上厕所，由于室内外温差过大，他的脑血管出现了问题。

这两个案例告诉我们，血管在寒冷环境下会有急剧收缩的反应。如果血管本身存在问题，如内有斑块，这种急剧的收缩可能会导致斑块破裂、脱落，进而引发心梗或脑梗等严重后果。因此，保暖显得尤为重要，特别是老年人和有心脑血管疾病史的朋友。

黄斑病变年轻化，
初步自查的有效方法

以前，黄斑病变通常被认为是老年人的专属疾病，但如今，越来越多的年轻人也开始出现黄斑病变，因此及时的检查至关重要。

要判断黄斑疾病是否已经发生或已经发展到哪种地步，可通过以下几种症状观察。

1. 视力下降：黄斑病患者可能会视力下降，尤其是在观察物体时，可能会觉得物体变形，如变小、变远或直线变成弯曲的线。

2. 中心性浆液性脉络膜视网膜病变：常见于20~45岁男性，表现为眼前有暗影、视物变形、视力下降，但视力通常不低于0.5，可用凸透镜片进行矫正。

3. 年龄相关性黄斑变性：是50岁以上人群常见的致盲眼病。

4. 黄斑囊样水肿：表现为视力减退或视物变形，症状也可能不明显。

5. 黄斑和色素上皮营养不良：主要表现为眼底黄斑有暗红色孔，孔底可能有黄色颗粒，中心视力明显下降。

黄斑病变可以分为早期、中期和晚期三个阶段：早期眼底正常，但中心视力轻度受损；中期视力急剧下降，视物模糊，需要更多照明才能分辨细节；晚期眼部渗出和出血被瘢痕组织替代，视力进一步受损，中央有暗点。

日常生活中，有一个简单实用的工具叫作"阿姆斯勒（Amsler）表"，可以用于自测。首先，我们需要捂住一侧的眼睛，然后紧盯着表格中间的黑点。如果在这个过程中，你发现

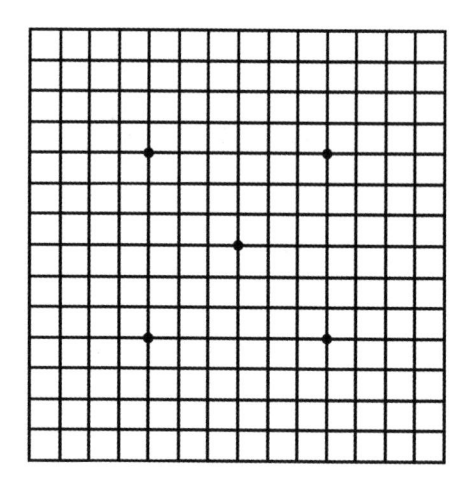

阿姆斯勒表

表格的某些部分变得模糊不清、弯曲或扭曲，那么建议尽快前往眼科就诊，让专业医生进行检查。

这个表格可以定期给自己或家里的长辈测一下，及时发现日常生活中的问题并寻求专业医生的帮助，是保护我们视力健康的关键，对于长辈和自己皆是如此。

艾滋病,把握关键 72 小时

大家总是"谈艾色变",首先,我要强调的是,虽然艾滋病目前无法治愈,但幸运的是,在感染后的 72 小时内,有一种紧急的阻断药物可以使用。如果在 72 小时内发生了可能的高危性行为,一定要尽快联系当地的传染病医院或疾控中心,获取艾滋病的阻断药物。一定要记住,72 小时是一个关键的时间窗口。

曾有患者和我倾诉,表达自己极度的绝望和自责。这位患者告诉我,他出差时由于饮酒过量,做出了错误的性行为决定。第二天醒来后,他深感懊悔,觉得对不起家人和孩子。不久后,单位组织体检,他被告知感染了艾滋病。那一刻,他感到无法接受,觉得自己没有脸面再活下去,愧对身边的人。

艾滋病的主要传播途径包括血液、性和母婴传播。因此,在发生性行为之前,我们必须三思而后行,不要因为一时的冲动而给自己和他人带来终身的悔恨。同时，我们也应该意识到，母婴传播也是艾滋病传播的重要途径。很多孩子一出生就被诊断出患有艾滋病，这很可能与他们的父母患有艾滋病有关。

艾滋病不仅会给患者带来身体上的痛苦，还会给他们的心理造成巨大的困扰。因此，我们不仅要关爱艾滋病患者，给予他们鼓励和支持，还要共同努力，构建一个更加和谐的社会。

每年的12月1日是世界艾滋病日，再次提醒大家，也希望大家都能保护好自己和家人，共同关爱艾滋病患者，为建设一个更加美好的社会而努力。

呼吸道问题，从咳痰看身体状况

很多时候，从咳痰中我们可以初步了解身体的健康状况。给大家分享一个案例，一名中年男性来到我的诊室，他诉说肚子疼胀，不排大便，也不放屁。初步诊断后，我们确定为肠梗阻，并通过CT检查进一步证实了这一诊断——结果显示患者体内有明显的气液平。对于肠梗阻，我们常规采取禁食、下胃管、住院输液等对症治疗法。在进一步询问病史时，我发现了导致他肠梗阻的真正原因。他之前有肺结核病史，而且是个老烟民。他告诉我，他每天有很多痰，但在室外又不好意思咳出来，担心自己的结核传染给别人，于是选择默默咽下。这些咽下的痰液中带有结核杆菌，导致了肠道结核，进而引发肠梗阻。

通过这个案例，我们需要重视痰的处理问题。痰，我们到底能不能咽下去呢？有没有坏处呢？

正常情况下，气道黏膜每天会产生50～100毫升的分泌物，以保持呼吸道黏膜的湿润。当呼吸道受到细菌、病菌或真菌等感染时，分泌物会增加，形成痰。咳嗽是人体的一种保护机制，通过咳痰将有害物质排出体外，可以减少肺部感染。

把痰咽回去对身体有什么害处呢？痰液中主要含有白细胞吞噬病原微生物后的残留物，存活的病原菌较少。在胃里，由于胃酸具有很强的腐蚀性，大部分病菌可以被杀死，因此对人体危害不大。但是，如果感染的病原菌致病力很强，且能耐受胃酸的腐蚀，那么咽下的痰液就可能使病原菌从呼吸道、肺部扩散到消化道，引起严重的胃肠道感染。比如我刚才提到的那位患者，由于结核分枝杆菌的顽强生命力，他咽下的痰液最终导致了肠道结核。因此，我建议大家有痰时最好还是咳出来、吐出来，但注意不要随地吐痰，要用纸包好并妥善处理。

其实，我们可以通过痰的性质、颜色和量来初步判断疾病。

白色黏液痰可能出现在感冒初期、经常抽烟的人或慢性支气管炎患者身上；黄色脓性痰则可能提示肺炎、肺脓肿、支气管扩张等感染；黄绿色脓痰是铜绿假单胞菌感染的特异性表现；血性痰液可能是空洞性肺结核、支气管扩张等严重疾病的表现；左心衰患者可能会咳出粉红色的泡沫样痰。如果出现这些症状，请及时就医。

心理篇

阳光型抑郁症：隐秘的心理创伤

"真令人震惊，他竟会选择自杀。他平时看起来那么开朗活泼，总是爱开玩笑，与人相处融洽，怎么会走上这条极端的道路呢？"这是我在抢救室门口偶然听到的一段对话。这位患者，一个20多岁的小伙子，刚刚步入社会，工作不久，平时总是笑容满面，喜欢组织朋友聚会，谈笑风生。突然传来他自杀的消息，这让所有人都无法接受。

患者患了一种特殊的抑郁症——阳光型抑郁症。抑郁症的主要表现通常包括无望、无助和无价值感。患者常常感到做事缺乏动力，精神不振，容易困倦但又难以入眠，总觉得自己毫无价值，生活失去意义。然而，阳光型抑郁症有所不同，它更为隐匿。在白天，患者看起来和正常人一样，阳光、开朗，但到了晚上，他们却可能陷入深深的孤独和绝望之中，胡思乱想，甚至产生自杀的念头。有时，他们会在亲朋好友面前表现出积极的一面，努力去做每一件事，但回到家后，却会陷入自我否定和失望的情绪中。他们可能会向亲人发脾气，之后又感到内疚和自责。这种抑郁症的表现形式需要引起我们的警惕。

身体健康很重要，心理健康同样不能掉以轻心。

很多人或许不知道，严重的抑郁症真的可能引发自杀倾向。不久前，我和一个朋友聊起了我曾接诊的一位患者。她是一个年轻的小姑娘，选择了上吊自杀。在自己家里的大衣柜上，她用丝巾结束了自己的生命。经过追问病史，孩子的妈妈告诉我

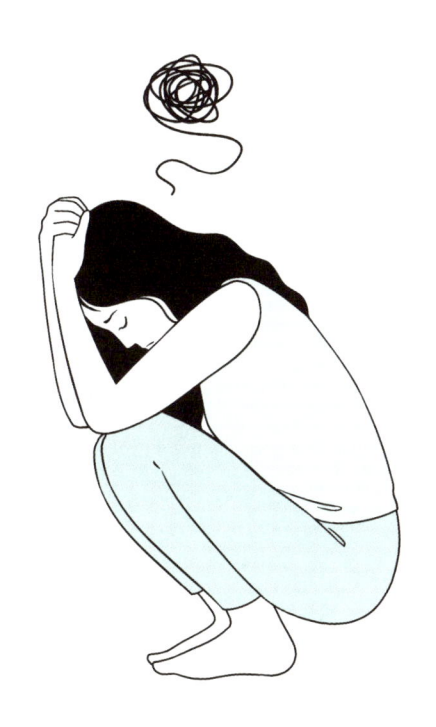

们，孩子最近晚上总是失眠，早上又很早醒来，整天无精打采，总说活着没有意义。可惜没有引起家长的足够重视，最终导致了这样的悲剧。

当一个人经常抱怨"好烦啊""好没意思"，对任何事情都提不起兴趣，晚上难以入睡，早上又早早醒来，无精打采，甚至开始觉得活着没有意义，想要寻求解脱时，这很可能就是抑郁症的表现。

如果你发现自己或身边的人有类似的症状，如频繁出现轻生的念头，感觉自己没有价值或生活没有意义，那么一定要及时寻求心理医生的帮助。 在现代社会，工作和生活的压力让很多人充满负面情绪，处于抑郁状态，但请不要因为害羞或不好意思而耽误治疗，及时寻求专业帮助，可以避免更严重的后果。同时，我们也应该多关注身边的人，提醒他们注意自己的情绪变化，及时寻求帮助。

心理中暑：高温下的情绪障碍

当气温升高，要注意识别"心理中暑"。心理中暑，又称夏季情感障碍，是指在炎热的夏季，尤其是连续3天最高温度超过35℃的日子，可能会出现的情绪、认知和行为的异常。这种异常可能表现为性幻想增加、情绪烦躁、易怒、植物神经系统紊乱等。

心理中暑主要与温度有关，发生人群不局限性别和年龄段，不过，由于个体差异和生理、心理特征的不同，男性和女性在面对高温天气时可能会有不同的反应和表现。

心理中暑的原因主要有以下几点。

1. 气候炎热导致人体内的电解质代谢出现障碍，影响大脑神经活动，从而产生情绪、心境、行为方面的异常。

2. 炎热的天气使人睡眠和饮食量减少，加上出汗增多，进一步加剧了电解质代谢的障碍。

3. 夏季人们穿的衣服较少,从临床心理学角度看,青少年出现性幻想的概率会增加,感官刺激引发内心本能的冲动。

为了缓解心理中暑,可以采取以下措施。

1. 生活方式调整:保持规律作息,均衡饮食,避免过度食用辛辣、生冷刺激性食物,少喝酒。穿着上,建议选择白色、浅绿色等浅色系的衣物,避免暖色系。

2. 自我调节:通过听轻音乐、放松静坐、喝茶等方式来放松自己。也可以闭上眼睛幻想自己在凉快的河边、海边或树林中,以调节情绪。

3. 寻求专业帮助:如果自我调节效果不佳,可以寻求中医或心理医生的帮助,通过专业的治疗来调节情绪,缓解心理中暑。

如果出现相关症状,也别太紧张,心理中暑是一种与夏季气候密切相关的情感障碍,通过合理的自我调节和专业的治疗,可以有效地缓解其带来的不适。当你觉得自己在夏天状态不太对劲时,试着找找原因,只要注意调整,放松心情,一般都能慢慢好起来。

自闭症：早识别、早关爱、不孤单

自闭症，也称为孤独症，是一种先天性的精神障碍疾病，通常在儿童出生后的几个月到 3 岁前逐渐出现症状。它会影响孩子的社交互动、语言交流以及行为表现。

自闭症儿童主要有以下几种症状。

1. 语言交流障碍：孩子可能对别人的声音没有反应，无法听从指挥，与家人或其他小朋友缺乏交流。

2. 行为举止异常：孩子可能表现得对活动缺乏兴趣，会重复无意义的动作，或者做出奇怪、奇异的行为，如哭闹、傻笑等。

3. 智力低下：部分孩子可能无法理解他人的话，说话不清楚，无法表达自己的情绪，甚至不认识自己的名字。但值得注意的是，也有部分自闭症儿童在某些方面（如音乐、绘画）具有超常的天赋。

4.性别差异：临床数据显示，男孩患自闭症的概率明显高于女孩。

● 改善自闭症：科学干预

目前，自闭症的确切病因尚未明确，也没有特效药物可以治愈。然而，科学干预被认为是改善自闭症症状的有效方法。早发现、早诊断、早治疗对于自闭症儿童的治疗至关重要。最佳的干预时间是在2~6岁，通过正确的干预，可以对自闭症儿童的治疗产生很大的帮助。

干预方法包括行为疗法、教育训练、语言治疗等，旨在帮助孩子提高社交技能、语言能力和自我照顾能力。

同时，家庭的支持和关爱也至关重要，很多家长只听说过"自闭症"，但不知道如何发现和预防，孩子确诊后也缺乏关爱。家长应积极参与孩子的治疗和康复过程，父母是孩子康复过程中最坚实的后盾。

自闭症儿童是一个需要社会广泛关注和理解的群体，他们面临着沟通、社交和行为上的挑战，需要我们的理解、耐心和支持；他们同样拥有梦想和追求，需要我们的关爱和陪伴，让成长的道路不再孤单。

每年的4月2日被定为"世界自闭症关注日"，旨在提高公众对自闭症的认识和关注，促进自闭症儿童的社会融合与发展。

我们应该提高对自闭症的认识和关注，为自闭症儿童创造一个更加包容、接纳的社会环境，让他们能够更好地融入社会，享受正常的生活。

附录

附录一
家中常备急救药品及使用

● 常见外伤消毒用品使用方法

碘酊、酒精、碘伏和云南白药,这些都是我们家中常备的用于外伤的药物。但是,你真的知道它们应该如何使用吗?

碘酊。碘酊主要用于完整表皮的消毒,也就是说,当我们的皮肤没有破损时,可以用碘酊来消毒。但更多时候,碘酊是用于手术前的皮肤消毒。在使用碘酊后,我们通常会用酒精来脱碘,避免碘对皮肤产生刺激。所以,碘酊并不是可以随便用的,尤其是不要直接用于伤口。

酒精。酒精不适合直接作用于伤口。酒精通常用于完整皮肤的表面消毒,例如前臂等部位的皮肤。在使用碘酊消毒后,我们通常会再用酒精进行脱碘处理。

碘伏。相比于酒精,在日常消毒中,我们更常用碘伏进行初步消毒。碘伏可以直接接触伤口，刺激性较小，接触伤口时我们疼痛感也不强，同时能达到良好的消毒效果。它适合用于手术消毒，也可以用于黏膜的消毒，比如用在痔疮手术中。当我们的手挫伤时，可以选择用碘伏来消毒。

云南白药。云南白药并不适用于破皮的伤口，它主要用于扭伤、轻微肿胀等表皮完整、没有破溃的情况。但很多朋友往往会因为错误使用云南白药，导致伤口不愈或伤情加重。

总之，在使用这些药物时，一定要根据伤口的情况选择合适的药物，避免错误使用导致不良后果。

● 皮肤科常用药

每个人都可能需要的皮肤科外用药，是解决生活中常见皮肤问题的得力助手。

炉甘石洗剂。这款药膏价格亲民，但效果出色。它特别适用于治疗秋冬季因湿疹和荨麻疹引起的皮肤瘙痒。使用方法非常简单，只需用棉签点涂在患处，即可快速收敛止痒。而且，它的刺激性小，婴幼儿也可以放心使用。

甲硝唑凝胶和阿达帕林凝胶。这两款药膏是祛痘的得力助手，适用于各种类型的痘痘。建议早晨涂抹甲硝唑凝胶，晚上涂抹阿达帕林凝胶，坚持使用，痘痘问题很快就能得到改善。

20% 的尿素维 E 乳膏。秋冬季节，四肢容易干燥、起皮屑，这时你可以使用这款乳液。洗完澡后，将其涂在身上，坚持使用，能有效溶解角质，改善皮肤状况。

二硫化硒类洗发水。如果你的头皮容易出油、头屑较多，可能是脂溢性头皮炎的征兆。这时，你可以考虑使用二硫化硒类洗发水。建议与日常洗发水交替使用，每周一到两次，一个疗程两到四周，能有效改善头皮问题。

附录二
如何正确拨打急救电话

● 拨打 120 时的注意事项

生活中,我们难免会遇到家人、朋友突发疾病或者意外受伤的情况,此时需要拨打急救电话。学会正确拨打急救电话,可以及时使自己或他人得到救治。

1. 确定对方是否为医疗救护中心。

2. 在电话中讲清患者所在的详细地址,如"××区××路××楼××号××室"。不要激动、哭泣,也不能只交代如"在某厂家旁边"等模糊的地址。

3. 说清患者的主要病情,使救护人员能做好救治设施的准备。

4. 报告呼救者的姓名及电话号码,一旦救护人员找不到患者,可与呼救者联系,保持电话畅通。

5. 若是有成批伤员或中毒患者，必须报告事故缘由，如楼房倒塌、火车出轨、毒气泄漏、食物中毒等，并报告人员的大致数目，以便120调集救护车辆、报告相关部门及通知各医院救援人员集中到出事地点。

6. 挂断电话后，应有人在住宅门口或交叉路口等候，并引导救护车出入。

7. 准备好患者的就诊卡、医保卡等。若是服药中毒的患者，要把可疑的药品带上；若是断肢的伤员，要带上离断的肢体等。当然不要忘了尽可能带足医疗费用。

8. 疏通搬运患者的过道。

9. 若在15分钟内救护车仍未出现，可再次拨打120。如病情允许，不要再去找其他车辆。在等待过程中，如果您取消用车，应再次拨打120告知，避免浪费急救资源。

10. 选择去哪个医院有两个准则：一是就近；二是考虑医院的特色。对于需抢救的患者而言，争取时间尤为重要，所以要就近选择医院。

● 无法打通120时，如何把病人快速送到医院

如果条件允许，直接拨打急救电话，由专业的急救医生上门进行救治和搬抬，将会更加稳妥和可靠。但也有特殊情况，如电话信号不好等意外情况出现，呼救者可能难以迅速拨打

120急救电话求救。

教大家一个方法,以便在紧急情况下将病人从家中安全地运送到医院。对于老人或长期卧床的人来说,我们需要一个被子来协助。具体做法是将病人轻轻放在被子上,最好有五个人参与,每人分别抓住被子的一角,同时另一人负责托住被子中央。随后,慢慢地将病人抬起。请注意,在下楼时务必确保病人的头部朝上,以确保其安全。

附录三
养生保健妙招缓解小病

● 两个穴位缓解咽痛

当您感到咽痛症状严重,尤其是感冒后嗓子疼痛得如同吞刀片般难以忍受时,别担心,这里有两个穴位可以帮您有效缓解。

第一个穴位是鱼际穴,它位于大鱼际的中点处。找到这个穴位后,您可以用一只手的拇指轻轻地推按,大约进行30~50次。之后,对另一只手上的鱼际穴也进行相同的操作,用一点点力量推按。值得注意的是,鱼际穴除了缓解咽痛外,还有助于改善睡眠质量。

鱼际穴

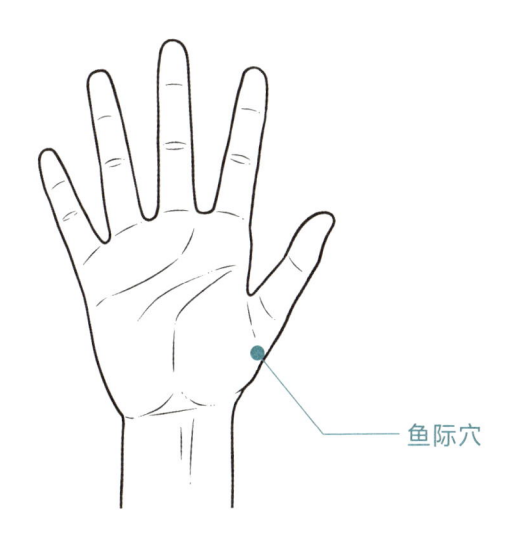

　　第二个穴位是阳溪穴。如何找到它呢？请将您的拇指翘起，如果您比较瘦，可能会在手部凹陷的位置找到它。一旦找到，您可以开始用适当的力度按压和揉动这个穴位，持续 3 ~ 5 分钟。之后，对另一只手上的阳溪穴也进行相同的操作。这个穴位不仅适用于成人，老人和孩子也可以放心揉按。

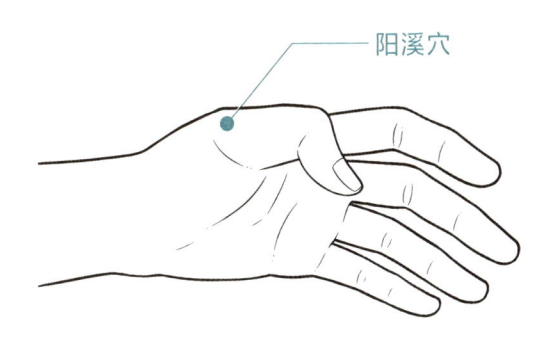

阳溪穴

● 风池穴缓解偏头疼

许多人会受到偏头疼的困扰，其实，在偏头疼发作时，有一些小方法可以帮助我们适当缓解。偏头疼一般多见于女性，特别是在经期前后会频繁发作，但男性也可能遇到。偏头疼的疼痛感通常表现为一跳一跳的，可能出现在头部的两侧、头顶或后脑勺。偏头疼有时会有一个视觉先兆，即在疼痛发作前，我们可能会觉得眼前有小黑影或其他东西飞来飞去。

偏头疼的发作往往与光线、气味和噪声有关，因此，当偏头疼发作时，我们应该尽量避免这些刺激因素。有一个小动作可以尝试缓解偏头疼：将头抬起来。这个动作有时可以适当地减轻偏头疼的发作。

在中医中，还有另一种方法来缓解偏头疼：按摩风池和风府两个穴位。

风池穴在项部，当枕骨之下，胸锁乳突肌与斜方肌上端之间的凹陷处。风府穴在枕外隆凸直下，两侧斜方肌之间凹陷处。当偏头疼发作时，可以用手找到这两个穴位，并用力按摩。

当然，除了上述方法外，保持良好的休息和作息时间也是非常重要的，它们对于预防和缓解偏头疼都有很大的帮助。

风府穴　风池穴

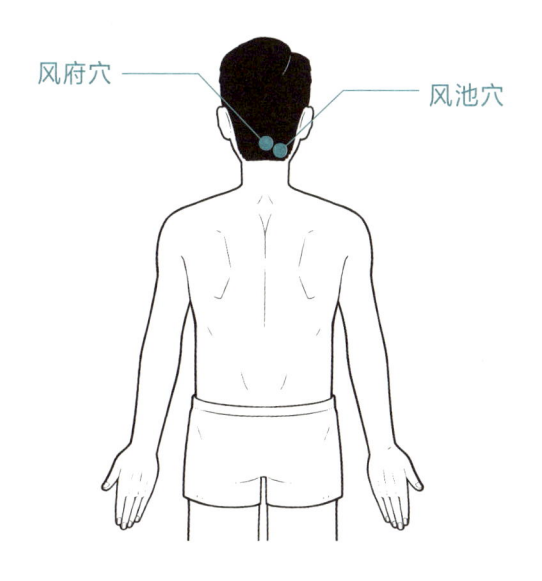

● **三个手法帮发烧的孩子物理降温**

三个帮助孩子物理降温的手法，如果孩子体温没有超过38℃，这些手法都有助于降低孩子的体温。以下三个手法都使用食指和中指。

第一个手法是"清天河水"，从孩子的前臂腕关节中心位置推向肘关节，推200～300次。

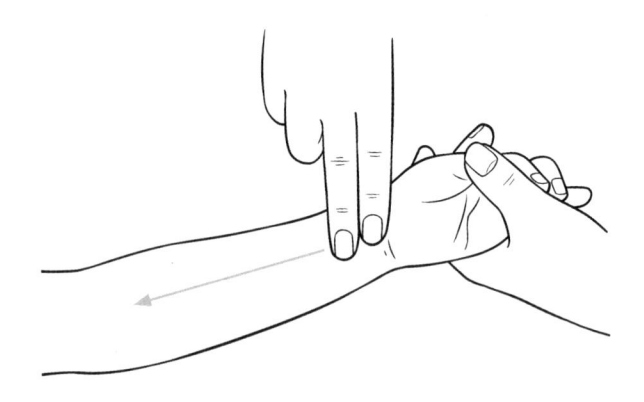

第二个手法是"退六腑",从肘关节内侧推向小鱼际位置,也是推 200 ~ 300 次。

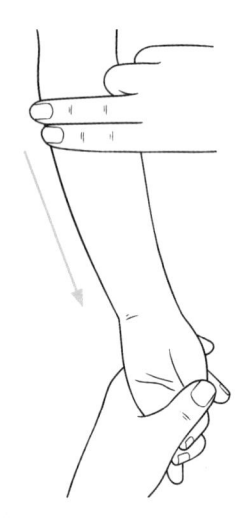

第三个手法是"推脊柱",从大椎穴开始一直推到屁股的骶尾部,同样推 200 ~ 300 次。

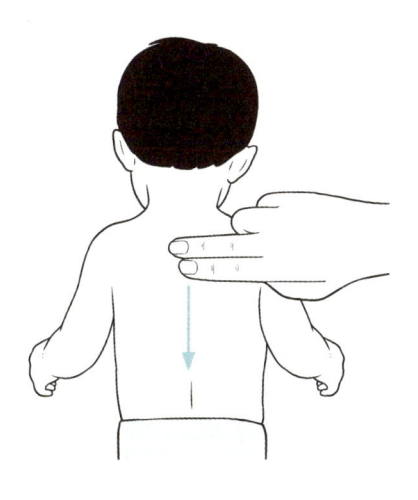

当孩子出现高热惊厥时，以下三件事家长千万不要做。首先，不要试图撬开孩子的牙齿以防止他们咬到舌头，前文在讲述癫痫发作的救助知识时提到过舌头肌肉有自动回缩的保护功能，一般不会咬断。其次，不要用力按压孩子抽搐的四肢，因为孩子的肌肉力量较弱，这样做可能会导致肌肉损伤甚至骨折。最后，不要盲目地掐人中，因为这样做可能会使孩子的气道形成夹角，增加窒息的风险。

另外，为不同年龄段的孩子选择退烧药物时也需要特别注意。对于6个月以上的孩子，布洛芬和对乙酰氨基酚都是可用的，但切记只能选择其中一种，不要交替使用或同时使用。对于2～6个月的孩子，建议使用对乙酰氨基酚，而2个月以下的孩子不建议家长盲目使用退烧药，如孩子高烧不退，应立即送往医院，由专业儿科医生诊治。

希望各位家长能够掌握以上知识，避免因盲目或错误的做法导致悲剧的发生。

● 黄连甘草水和合谷穴，缓解口腔溃疡

口腔溃疡发作时让人吃不好，甚至说话都痛。以下两种方法可以帮助缓解口腔溃疡。

第一种方法，黄连甘草水漱口。取黄连 5 克、甘草 3 克。把两种东西同时放在水里去煎煮，水开之后再煮 5 分钟。放凉之后用它漱口，含在嘴里面 1 分钟，然后吐掉，再用水漱一下即可。

第二种方法，按揉合谷穴。把拇指、食指并在一起，虎口位置上肌肉的最高点就是合谷穴。用另一只手的拇指按住合谷穴，逆时针去按揉即可。

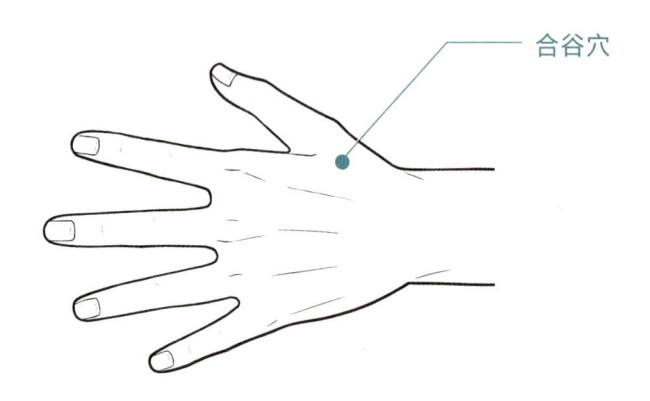

作者介绍

医路向前巍子，本名高巍，急诊科医生。

社会职务：

北京市密云区政协委员

CHTV新媒体传播委员会主任委员

中国医师协会健康传播工作委员会医生品牌学组发起人

中国医师协会健康传播工作委员会急救学组发起人

"医路向前"急救培训团队创始人

中国科学普及出版社科普专家

北京市急诊外科学会委员

中国抗癌协会肿瘤防治科普专业委员会第一届青年委员会委员

青爱工程传播大使

中国校园健康行动公益大使

海南自由贸易港博鳌乐城国际医疗旅游先行区首席推广官

曾获奖项：

所著作品《医路向前巍子给中国人的救护指南》荣获2023年度全国优秀科普作品

2022"青年网络文明使者"称号

2021 中国正能量"五个一百"建设者

2021 "中国好人"荣誉称号

2021 全国向上向善好青年

2020 北京榜样

2020 全国科普工作先进工作者

2020 第四届"中国青年好网民"

2019 北京青年榜样·时代楷模

2019 健康传播"十大金牌讲师"

2019 健康传播原创作品个人类十强

2019 健康传播新媒体个人类十强

2019 健康中国图文类优秀奖十强

2019 好医生急救科普"金牌讲师奖"

2019 密云区"我和我的祖国"百姓宣讲会一等奖

2019 北京市卫生健康系统"我和我的祖国共成长"主题宣讲决赛二等奖

2019 密云区直机关工委"践行新思想建功新密云"百姓宣讲优秀宣讲员

2019 北京市卫生健康系统第十八届"卫生健康新闻评选"科普类优秀奖

2018 健康传播原创文章全国十强

社会活动:
2020 中国大型医学人文纪录片《医者》主演
2021 建党 100 周年《新时代、新担当、新作为》采访者之一